Über das Betty-Ford-Center

Im Jahr 1983 wurde das Betty-Ford-Center zu Ehren der First Lady Betty Ford eingeweiht.
In Folge eines neuen kalifornischen Gesetzes, welches Entwöhnungseinrichtungen für die Behandlung von Alkohol- und/oder Drogenabhängigkeitserkrankungen lizensierte, war es als Pilot-Projekt entwickelt worden.
Seit dieser Zeit und über die Grenzen Kaliforniens hinaus, wird das Betty-Ford-Center für seine weit verbreitete Aufklärungsarbeit über Alkohol- und Drogenabhängigkeit hoch gelobt

Schon im 2. Jahrzehnt seines Bestehens hat das Betty-Ford-Center Tausende von Patienten, die an Alkohol- und/oder Drogenabhängigkeit leiden, erfolgreich behandelt. Das Betty-Ford-Center ist außerdem federführend in der Forschung auf diesem Gebiet tätig. In Rancho Mirage, Kalifornien, bietet das Betty-Ford-Center Lehrprogramme über die Behandlung von Abhängigkeitserkrankungen für Medizinstudenten an, um ein Erbe im Sinne des Dienstes für diese Krankheiten, auch über die Grenzen hinaus, zu hinterlassen.

Suchtfrei! OK, aber wie?
Das Betty-Ford-Center-Buch der Antworten

Hilfe für diejenigen, die mit Alkohol-, Medikamenten- und/oder Drogenmißbrauch kämpfen, und für die Menschen, die sie lieben.

Von Dr. James W. West, M.D., F.A.C.S.

mit einem Vorwort
von Christina Rau,
Gattin des Bundespräsidenten Dr. h.c. Johannes Rau
und Betty Ford,
Gattin des ehemaligen Präsidenten
der Vereinigten Staaten von Amerika, Gerald Ford.

FABA
Wolfratshausen, Deutschland

Ideen, Verfahren und Empfehlungen in diesem Buch sind als Ergänzung gedacht und nicht um ärztlichen Rat und den von Fachleuten zu ersetzen.
Alle Angelegenheiten, die Ihre Gesundheit betreffen, erfordern ärztliche Beratung. Bevor Sie den medizinischen Vorschlägen in diesem Buch folgen, sollten Sie Ihren Hausarzt konsultieren. Darüber hinaus sollten Sie Ihren Gesundheitszustand, der eine ärztliche Diagnose oder medizinische Behandlung erforderlich macht, mit Ihrem Hausarzt besprechen.

Titel der Originalausgabe:
The Betty Ford Center Book Of Answers.

Publikation der Originalausgabe:
Pocket Books, a division of Simon & Schuster Inc.
1230 Avenue of the Americas, New York, NY 10020

Publikation der Deutschen Ausgabe:
FABA, Loisachufer 30,
82515 Wolfratshausen, Deutschland

Printed in Italy
Adriano Parise, Editore Stampatore S.r.L.
Italien
Erstauflage 1999: 10.000

Gestaltung und Satz:
Büro Willi Beck
85221 Dachau

ISBN 3-9806844-0-7

An meine Frau Shirley J. West

Unser ganz besonderer Dank geht
an den **Deutschen Orden**, Weyarn,
an die **Siemens AG**, München,
und die **Merck KGaA**, Darmstadt,
ohne deren finanzielle Unterstützung,
es nicht möglich gewesen wäre,
dieses Buch zu drucken.

Inhalt

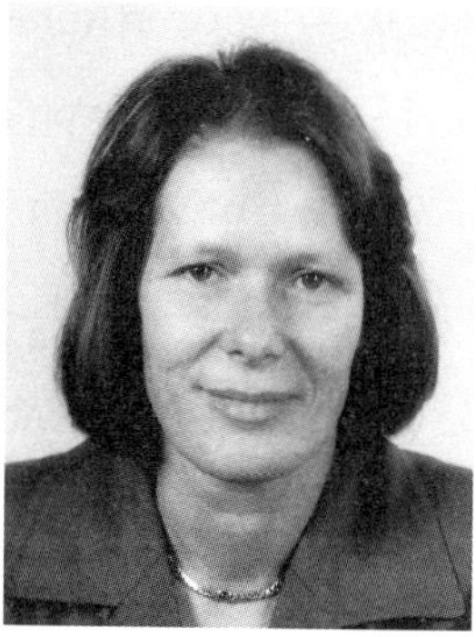

Geleitwort von Christina Rau

Eines der größten gesellschaftspolitischen und gesundheitspolitischen Probleme unserer Zeit ist die wirksame Bekämpfung der Suchtkrankheiten. Wir wissen heute, daß die Entstehung von Sucht ein vielschichtiges Phänomen ist, das nicht erst mit dem Konsum von Alkohol, Medikamenten, Haschisch oder Heroin beginnt und das auch nicht mit dem Verzicht auf den Konsum endet.
Wir wissen auch, daß Sucht eine Krankheit ist, der häufig schwere psychische und soziale Konflikte vorausgehen. Es kommt deshalb entscheidend darauf an, wie es dem einzelnen und der einzelnen, aber auch der Gesellschaft gelingt, komplexe Veränderungen so aufzufangen, daß einzelne mit ihnen umgehen können und nicht in die „Scheinwelt der Süchte" fliehen. Gerade damit aber sind die Menschen im Umfeld der Suchtgefährdeten, also die Angehörigen, Freunde und Kollegen, oftmals überfordert.
Die professionelle Suchtkrankenhilfe setzt meistens (noch) da an, wo sich die Krankheit schon manifestiert hat, wo es also nicht mehr um Vorbeugung und Vermeidung geht, sondern um die Bekämpfung einer Krankheit.
Das Betty-Ford-Center „Buch der Anworten" kann wirksam dazu beitragen, diese Lücke zu schließen. Fragen, die bei Suchtgefährdeten, bei bereits Erkrankten oder bei ihren Angehörigen immer wieder aufkommen, werden an ganz konkreten Einzelfällen beantwortet, in denen sich die Ratsuchenden wiederfinden können.

Ich wünsche dem „Buch der Antworten" eine weite Verbreitung und hoffe mit den Initiatoren, daß es möglichst vielen Menschen dabei hilft, ihre Sucht oder die eines anderen zu besiegen.

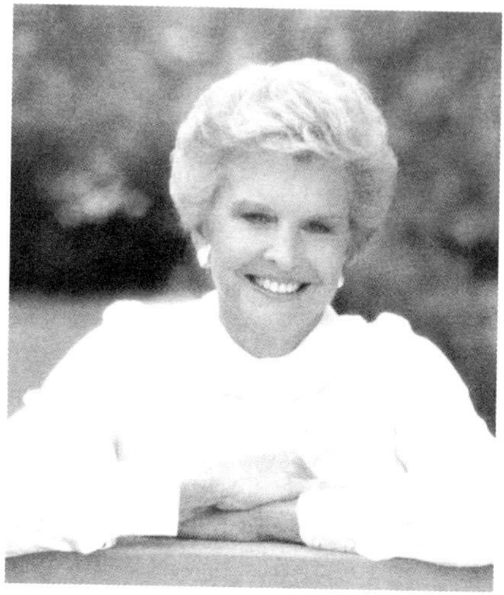

Vorwort von Betty Ford

Als vor 17 Jahren Botschafter Leonard Firestone und ich in Jerry's (President Gerald Ford's) Arbeitszimmer saßen, unterhielten wir uns über unseren Traum von einem neuartigen Behandlungszentrum stoffgebundener Abhängigkeiten. Wie so oft kam Leonard zufällig vorbei und wir sprachen über das Genesungsprogramm, an dem er und ich für unsere eigene Genesung teilgenommen hatten. Seit diesem nachbarschaftlichen Besuch wurde das ins Leben gerufen, was man heute als Betty-Ford-Center kennt. Wir hatten den Traum von einer Einrichtung, die hier, in unserer Nachbarschaft - in der Wüste von Rancho Mirage in Kalifornien - entstehen sollte. Zusammen stellten wir uns dafür einen Rahmen vor, in dem unsere Patienten die Stille unserer Berge und die Weite unserer Wüste genießen würden. Wir wollten kein Krankenhaus, sondern ein Zentrum, wo die Hilfesuchenden ein Gefühl von Heimat weit weg von Zuhause finden würden.

Heute stehen unsere sieben Gebäude gruppiert um einen wunderschönen See mit den anmutigen San Jacinto Bergen als Kulisse. Unser 5,9 Hektar großes Gelände bietet eine Atmosphäre der Gelassenheit und des Friedens, sowie eine Umgebung, welche die Würde jeder Frau und jedes Mannes anspricht, der die Entscheidung trifft, sich in die Behandlung des Betty-Ford-Centers zu begeben. Unsere Berufung hier ist, „wirksame Dienste bereitzustellen, damit Frauen, Männer und Familien den Genesungsprozeß beginnen können". Seit dem ersten Tag, an dem Leonard und ich unseren Traum von einer neuartigen Behandlungsstätte besprachen, hat sich unsere Verpflichtung zu dieser Mission kontinuierlich entfaltet. Ich bin stolz, daß das Betty-Ford-Center von so vielen Menschen als „Hoffnungslicht" für Hilfesuchende angesehen wird, die an einer sehr komplexen Erkrankung leiden.

Besonders froh bin ich, daß gerade viele Frauen unser Zentrum als eine Zuflucht im Sturm sehen. Als ich vor 18 Jahren meine eigene Reise im Long Beach Marinehospital begann, mußten die meisten von uns Frauen an männerorientierten Programmen teilnehmen. Aufgrund der seit jener Zeit gemachten Meilenschritte ist die Entwicklung eines speziell für Frauen entworfenen Programms mein großer Stolz, so daß heute 50% unserer Patienten Frauen sind. Aber ungeachtet der Tatsache wer unsere Patienten sind, wie wunderschön unsere Umgebung auch ist, das Wichtigste unserer Behandlung ist und bleibt die Qualität unseres Personals. Niemand gibt darin ein besseres Beispiel ab, als mein guter Freund Dr. West. Ich kann mich lebhaft an Montag, den 4. Oktober 1982 erinnern, als Dr. West - damals unser Aufnahmearzt - unsere ersten vier Patienten begrüßte. Seit jenem Tag vor vierzehn Jahren hat Dr. West befürwortet, daß es für unsere Ärzte zwingend ist, als aktive Mitglieder des Gesamt-Behandlungsteams zu dienen. Diese wichtige Einsicht hat Dr. West dazu bewogen, Krankheitserfassungs- und Entgiftungsmodelle, die in der ganzen Welt kopiert werden, zu entwickeln.
In Dr. West habe ich einen Heiler, Lehrer und einen Freund gefunden. Er verkörpert einen Geist der Verpflichtung und der Fürsorge. Ihm danke ich aus tiefstem Herzen für die Ermutigung, Fachkenntnis und Freundschaft, die er mir persönlich hat zuteil werden lassen, und all jenen, die im Betty Ford Center dabei waren.

Anmerkung:
Mrs. Betty Ford, Frau des ehemaligen Präsidenten der Vereinigten Staaten, ist heute 22 Jahre nüchtern und Vorstandsvorsitzende des „Betty Ford Center at Eisenhower“, Rancho Mirage, Kalifornien. Sie hat sich nicht gescheut, ihre Krankheit Alkoholismus (und ihre Abhängigkeit von Medikamenten) öffentlich zu proklamieren und hat dadurch beigetragen, die Krankheit Alkoholismus menschenwürdiger zu machen.

Vorwort von Rolf Bollmann

Als bereits genesender Alkoholiker hatte ich vor 5 Jahren die Vision, ein Betty-Ford-Center-Modell in Deutschland zu errichten. Der Grund dafür war ein sehr persönliches Erlebnis. Diesem ging ein mißlungener Selbstmordversuch, die totale Ablehnung meiner Familie und Freunde und die längst fällige Kündigung meines hochdotierten Jobs voraus. Als mit oder ohne Alkohol nichts mehr lief. Mich verfolgte nur noch ein Gedanke: Das Betty-Ford-Center. Ich kannte keine andere, gleichbedeutende Einrichtung, die Alkoholikern erfolgreich helfen würde. Nur, so erinnere ich mich, ging ich davon aus, daß ich das nicht bezahlen könnte, wenn Menschen wie Elisabeth Taylor oder Liza Minelli dort behandelt wurden.

Nach 7 Tagen Entgiftung landete ich in einem „Halfway-House" in welchem ich auch ehemalige Patienten des Betty-Ford-Centers, die dort nachsorglich betreut wurden, kennenlernte. Daß meine Vorstellung der Kosten ein Irrtum war, erfuhr ich erst dort.
Im Sommer 1994 traf ich mich mit Felicitas Gräfin Piccolomini und ihrer Mutter, Margarethe Gräfin von Schlitz gen. von Görtz, bei welchem die Wirtschaftlichkeit eines zum Familienbesitz gehörenden Landhauses erörtert wurde. Mein Vorschlag war, ein Behandlungszentrum für Alkoholkranke „a la Betty Ford". Obgleich dieses Projekt nicht verwirklicht wurde, war die Idee geboren und ließ uns nicht mehr los. Noch im selben Jahr hatten wir Gelegenheit das Betty-Ford-Center in Kalifornien und den Präsidenten, Mr. John Schwarzlose, kennenzulernen. Es war mir sofort klar, ein solches „Center" sollte es in Deutschland geben.
Nicht das ich sagen konnte, ich hätte 15 Millionen um dieses zu errichten, nein, ich sagte ihm ich hätte keinen Pfennig, daß ich Alkoholiker sei und eben eine Vision habe. Er vertraute mir und erteilte mir im Dezember 1994 die exklusive Option, ein

Deutsches Betty-Ford-Center-Modell zu errichten. Es hat seither lange gedauert. Gottvertrauen, Disziplin, Geduld und Beharrlichkeit waren meine Weggefährten, sowie auch mein Freund und Partner Dr. Ferdinand Oberniedermayr und meine Freunde Christel-Katharina Alt, Carl-Heinz Bäumler (†), Ilse Erl, Horst Esslinger, Walter Jankowski, Dr. Walther Lechler, Felicitas Gräfin Piccolomini, Dr. med. Jürgen Groll, Angela und Fritz Wepper, Franz und Bobby Wöhrmüller und viele andere, die mir immer wieder uneigennützig finanziell oder ermutigend zur Seite standen. Ein deutsches Betty-Ford-Center-Modell wird noch in diesem Jahr 1999 entstehen.

Letztes Jahr zeigte mir John Schwarzlose das auf Englisch erschienene Buch, „The Betty Ford Center Book of Answers“. Ich war begeistert. Ich empfand es als einen außerordentlich wertvollen, pragmatischen und praktischen Ratgeber - nicht esoterisch und nicht wissenschaftlich - für Menschen die Hilfe suchen. Das Beste was ich bislang gelesen hatte.
Nun, wir haben die Lizenz erworben, dieses Buch weltweit auf Deutsch herauszugeben.

Dieses Buch liegt nun in Ihren Händen, ob betroffen oder mitbetroffen, es wird Ihnen nahezu alle Fragen beantworten, die Sie möglicherweise über Alkoholismus oder andere Abhängigkeitskrankeiten haben. Dr. West antwortet auf Fragen von Menschen, die das Leid und den Schmerz hautnah erlebten.

Ich weiß nicht, ob mich das Lesen dieses Buches rascher in ein dankbares, zufriedenes und nüchternes Leben geführt hätte, aber ich glaube es. Ihnen wünsche ich es von ganzem Herzen, ob selbst betroffen oder ob Sie einem Menschen den Sie lieben, den Weg zeigen wollen.

Brief an meine Leser

Indem Sie nun das lesen, was nie beabsichtigt war, ein Buch zu sein, bin ich zufrieden, daß ich die Chance gehabt habe, das Wissen in diese Form zu bringen und in die Hände von so vielen Lesern wie möglich zu geben.

Die Samen für dieses Projekt wurden vor einigen Jahren gesät, als eine lokale Zeitung das Betty Ford Center bat, Fragen zu Alkoholismus und Medikamenten- und Drogenabhängigkeit zu beantworten. Da ich zu jener Zeit Ärztlicher Direktor war, hat John Schwarzlose, der Präsident des Betty Ford Center vorgeschlagen, daß ich auf die Briefe antworte und so wurde die Fragen- und Antworten-Kolumne geboren. Als praktizierender Chirurg seit fünfunddreißig Jahren, habe ich mich immer als fürsorglichen und klinisch kompetenten Arzt gesehen. Seitdem ich der Autor dieser Kolumne geworden bin, habe ich ein neuartiges Engagement mit unbekannten Leuten, da draußen, erfahren, die mir Vertrauen entgegenbrachten und meinen Rat suchten, die mir erlaubten an den Schmerzen ihres Lebens teilzuhaben. Ich bin häufig durch ihre Offenheit und ihr Vertrauen berührt und ich hoffe vor allem, daß meine Antworten hilfreich gewesen sind und ein wenig Erleichterung verschafft haben.

Im Gegensatz zu meinen veröffentlichten Beiträgen in der Literatur für Chirurgen, die strengstens wissenschaftlich und gänzlich ohne Gefühle sind, kommen meine Antworten vom Herzen mit Mitgefühl. Meine Antworten sind direkt, vielleicht manchmal brüsk, weil einfach Chirurgen in diesem Ton zu Patienten sprechen, die eine schwere Krankheit haben, aus der Befürchtung heraus, es könnte Zweifel daran geben, was gemacht werden muß. In der Tat waren die meisten Fragen seitenlang. Ich habe sie auf das Notwendigste gekürzt und geändert. Andere Fragen enthielten Einzelheiten, die, wenn gedruckt, Opfern des Mißbrauchs Schaden oder Gewalt aussetzen könnten. Solche beantworte ich derart, daß der Schreibende geschützt bleibt. Andere Briefe waren eindringliche Hilfeschreie. Diese habe ich versucht, direkt zu beantworten, indem ich kritischen ärztlichen Rat gab, von dem ich glaube, daß er dem Lesenden am meisten hilft.

Ich hoffe, dieses Buch bringt Sie auf den Weg -
weg von der schwindenden Hoffnung -
hin zu einem besseren Tag. Haben Sie Mut!

Dr. med. James W. West

Wer ist ein Alkoholiker?

Alkoholismus hat viele Gesichter: Er tritt in der Gestalt eines obdachlosen Säufers ebenso auf wie auch als Vorstandsvorsitzender, der in letzter Zeit schlechte Firmenentscheidungen getroffen hat, oder als Arzt, der häufig unauffindbar zu sein scheint. Er kann bei einem früher brillanten Universitätslehrer auftauchen, dessen zunehmend schlechtere Leistung ein frühzeitiges Ende einer hoffnungsvollen akademischen Laufbahn ahnen läßt; oder aber in einem unausstehlichen Mann stecken, dessen Frau zu einer Expertin für die Tarnung eines blauen Auges wird. Er zeigt sich in Ausnüchterungszellen der Polizei und im alten Testament bei Noah und der Arche nach der Flut: „Noah wurde Ehegatte und pflanzte Weinreben, und er trank vom Wein und wurde betrunken" (Genesis 9:20-21).

Heute erleben wir ihn in der Person des Kapitäns eines Tankers, der sorglos die Küsten von Alaska verseucht. Dann gibt es die Grundschullehrerin, von der die Kinder erzählen: „Sie redete manchmal so lustig und ging oft aus dem Klassenzimmer. Wenn sie zurückkam, war sie noch lustiger und lachte noch mehr. Manchmal fiel sie hin und weinte, dann mußte der Schuldirektor kommen und ihr aus dem Zimmer helfen. Er sagte, sie sei krank. Sie unterrichtet uns nicht mehr."

Alkoholismus ist eine Krankheit der Extreme - der Enttäuschung, der Depression, der emotionalen Höhenflüge, der Unehrlichkeit, der Verleugnung, der kaputten Beziehungen. Gemeinsam ist allen, die an dieser Krankheit leiden, eine niedrige Frusttoleranz, eine ausgesprochene Empfindlichkeit, ein vermindertes Selbstwertgefühl und ein Zustand von Isolation, den sich die Betroffenen einreden. Hinzu kommt eine feinabgestimmte Kette von neurochemischen Prozessen, die ein

Verhaltensmuster zur Folge haben, das nur dem Alkoholiker eigen ist. Das sind die finsteren Gefühlsextreme, die den Alkoholismus begleiten. Beginnt der Alkoholiker jedoch den Genesungsprozeß, so kann er schon bald das Licht am Ende des Tunnels erkennen. Er empfindet nämlich eine tiefe Freude und Dankbarkeit, sobald ihm bewußt wird, daß er die Chance auf ein zweites - zufriedeneres - Leben hat.

Frage Mein Mann starb an einem alkoholbedingten Leberleiden, obwohl er vor seiner Erkrankung und seinem Tod einige Jahre nichts mehr getrunken hatte. Nun trinkt mein 28jähriger Sohn mehr und mehr. Ich bin besorgt, obwohl ich ihn nie betrunken gesehen habe, daß ihm das gleiche Schicksal wie seinem Vater zuteil wird. Können Sie helfen?

Antwort Die nachfolgende „handgestrickte" Definition von Alkoholismus könnte hilfreich sein, weil sie Hinweise auf den Krankheitsbeginn geben kann: Alkoholismus ist definiert als Gebrauch von Alkohol in einem Maße, das die zwischenmenschlichen Beziehungen, das häusliche Leben und/oder die Gesundheit stört. Sein Gebrauch kann erst ermöglichen, daß sich jemand „normal" fühlt.
Die frühen Zeichen des Alkoholismus schließen ein: Erleichterungstrinken, Zwangsgedanken ans Trinken, „einen auf die Schnelle kippen", heimlich geleerte Gläser, Schuldgefühle wegen des Trinkens, sich weigern über das eigene Trinken zu sprechen, Weitertrinken trotz ernsthafter sozialer, rechtlicher oder medizinischer Schwierigkeiten gefolgt von Versprechungen nicht zu trinken, das Trinken, um die eigenen Nerven „am nächsten Morgen" zu beruhigen (oder zu jeder anderen Zeit, falls aus diesem Grund getrunken wird), Stimmungsschwankungen von glücklich bis traurig, von traurig bis verärgert in raschem Wechsel, und Autofahren im alkoholisierten Zustand. Häufig signalisieren diese Symptome das

Ende des frühen Stadiums des Alkoholismus. Danach folgen zunehmende Alkoholtoleranz und sporadische Gedächtnislücken hinsichtlich dessen, was sich während des Trinkens ereignete, mit vielen Beteuerungen, „es sei nichts, worüber man sich Sorgen machen müßte". Es gibt nicht selten gescheiterte Versuche, „sich zu mäßigen" oder sogar das Trinken gänzlich einzustellen.
...Alkoholismus ist eine progressive Krankheit, die sich von den frühen - über die mittleren - hin zu den finalen Stadien bewegt. Es hört sich an, als ob Ihr Mann Opfer des letzten Krankheitsstadiums mit Leberendversagen gewesen ist, und Ihr Sohn einen stufenweisen Beginn der Krankheit durchmacht. Statistisch gesehen beträgt die Wahrscheinlichkeit, daß Ihr Sohn an Alkoholismus leiden wird, etwa 10 bis 30%, wenn wir einfach nur die Erbveranlagung für diese Krankheit für einen Sohn, dessen Vater an Alkoholismus gestorben ist, betrachten. Teilen Sie diese Information Ihrem Sohn mit, seien Sie aber auf mangelnde Zustimmung und Verleugnung vorbereitet. Wie bereits oben erwähnt, sind diese wahrscheinlichen Verhaltensmuster selbst Symptome von Alkoholismus.
Es klingt, als ob Sie Warnzeichen schon früh erkannt haben, und je früher Ihr Sohn auf die gefährliche Art seiner Gewohnheit und auf Ihre Bedenken hingewiesen wird, um so besser. Obwohl ich keinen Beweis dafür habe, bin ich der Überzeugung, daß es viele Menschen gibt, die von sich aus merken, daß ihr Trinkverhalten problematisch ist und es ändern, bevor es zum Ausbruch von Alkoholismus kommt.

Frage Erst wenn ich etwas getrunken habe, fühle ich mich normal und wohl. Sonst befällt mich in gesellschaftlichen Situationen eine große Schüchternheit. Meine Arbeit ist sehr verantwortungsvoll, mit den Jahren habe ich es zu einer eigenen Firma gebracht. Trotz der Leistung muß ich immer noch trinken, damit ich mich gut fühle. Allerdings habe ich im vergangenen Jahr scheinbar meine Alkoholverträglichkeit verloren und es ist für mich schwieriger geworden, mich zu entspannen - der Alkohol scheint nicht mehr zu funktionieren. Ich möchte nicht mehr zu dem einsamen Kauz werden, der ich einmal war. Was soll ich tun? Ich mache mir große Sorgen. Um Ihnen diese Frage zu stellen, mußte ich mir jedoch erst Mut antrinken.

Antwort Alkohol hat für Sie eine Zeit lang funktioniert, jetzt werden Sie von ihm betrogen. Das erste Glas gaukelte Ihnen vor, daß Alkohol die Lösung Ihrer Probleme sei. Deswegen haben Sie weitergetrunken. Und jetzt wissen Sie nicht mehr weiter. Es ist für Sie vielleicht schwer vorstellbar: Aber Sie können auch ohne Alkohol ein Selbstwertgefühl entwickeln und zudem die Fähigkeit, mit anderen Menschen leicht Kontakt aufzunehmen und ins Gespräch zu kommen. Eine solche Therapie funktioniert problemlos. Voraussetzung ist allerdings, daß Sie den Alkohol weglassen. In Ihrem Genesungsprozeß während der Behandlung werden dann alle Dinge in Ihrem Leben angesprochen, die mit dem Trinken und der nach unten gerichteten Spirale - wie Sie es beschreiben - zusammenhängen. Anschließend werden Sie schnell merken, daß das Ziel sowohl der Sucht als auch der Behandlung in sich ähnlich ist: sich eben „normal" fühlen. Nur brauchen Sie nach der Therapie kein Hilfsmittel mehr, um so zu sein, wie sie sein wollen.

Frage Mein Vater starb an Alkoholismus, als ich 14 Jahre alt war. Meine Freunde sagen, daß ich ein Alkoholiker sein könnte, weil diese Krankheit erblich ist. Stimmt das?

Antwort Ja. Es ist überzeugend belegt, daß der Alkoholismus von einer Generation auf die andere aufgrund einer genetischen Veranlagung vererbbar ist (Cloninger, C.R. Journal of Psychiatric Treatment Evaluation 5 (6): 487-496, 1983).

Das bedeutet nicht, daß jedes Kind eines Alkoholikers dem Alkoholismus erliegen wird. Es bedeutet aber, daß das Kind ein erhöhtes Risiko hat, diese Krankheit zu entwickeln.
Es scheint so zu sein, daß Söhne von Alkoholikern häufiger als Töchter die Erkrankung erleiden. Wenngleich Vererbung eine wichtige Rolle in der Entwicklung von Alkoholkrankheit spielt, wird die Mehrheit der Kinder von Alkoholikern nicht selbst zu Alkoholikern. Viele Experten glauben, daß das Umfeld bei Alkoholismus genauso eine große Rolle spielt wie die Erbanlage. Aber das Wissen, daß ein Elternteil Alkoholiker war, kann in einem positiven Sinn genutzt werden, wenn das Kind sich der Risiken, die mit der Entscheidung zum Konsum von alkoholischen Getränken verbunden sind, bewußt wird.
Keinen Alkohol zu trinken, ist - trotz aller Vorurteile - eine gesellschaftlich vollkommen akzeptierte Entscheidung.
Es gibt einen Spruch, der eine subtile Warnung beinhaltet: „Wenn du trinken mußt, um gesellig zu sein, ist das kein geselliges Trinken".

Frage Welche Altersgruppen haben die meisten Probleme mit dem Alkohol? Nimmt der Alkoholmißbrauch bei älteren Menschen ab?

Antwort Mit letzter Genauigkeit läßt sich diese Frage nicht beantworten. Aber es gibt eine Untersuchung, die sich auf Krankenhauspatienten in den USA bezieht. Danach liegt die höchste Rate von Alkoholkranken in der Altersgruppe der 45- bis 64jährigen. An zweiter Stelle folgen Patienten, die älter als 65 Jahre sind. Erst dann kommt die Gruppe zwischen 25 und 44 Jahren. Da sich diese Daten jedoch nur auf Klinikpatienten beziehen, ist es möglich, daß der eigentliche prozentuale Anteil in der jüngsten Gruppe höher sein könnte. Der gesunde Verstand läßt uns annehmen, daß diese jüngeren Menschen weniger wahrscheinlich wegen Komplikationen von Alkoholismus ins Krankenhaus eingewiesen werden als jene in den älteren Gruppen. Wir werden deshalb vermutlich nie die genaue Zahl wissen, wieviel junge Leute an Alkoholismus leiden. Allerdings deckte diese Studie einen interessanten Aspekt in der ältesten Gruppe auf: Es wurde herausgefunden, daß die Häufigkeit der Krankenhausaufnahmen wegen des Alkoholismus unter den Älteren mindestens ein Drittel höher lag als die wegen einer Herzattacke.

Frage Gibt es irgendwelche verläßlichen Anhaltspunkte, ob jemand zum Alkoholiker wird oder nicht?

Antwort Absolute Vorhersagewerte - nein. Starke Hinweise - ja. Söhne von Alkoholikern haben ein höheres Risiko, Alkoholismus zu entwickeln, als solche von Nichtalkoholikern. Menschen, die viel vertragen, ohne betrunken zu werden, mehr trinken können als andere - haben ebenfalls ein erhöhtes Risiko. Jene Individuen, die mehr vertragen, scheinen von Anbeginn ihrer Saufkarriere ein erhöhtes Trinkvermögen zu besitzen. Im Falle von eineiigen Zwillingen stehen die Chancen sehr hoch, wenn einer der Zwillinge dem Alkoholismus verfällt, daß der andere das auch tut. Aber neben den genetischen und erblichen Einflüssen wissen wir, daß auch die Umgebung eine wichtige Rolle spielt, vor allem beim späten Ausbruch der Krankheit. Die meisten Fachleute für Alkoholismus glauben, daß die Umgebung den Ausbruch von Alkoholismus bei genetisch vorbelasteten Personen fördert. Bis jetzt haben wir allerdings keine absoluten Kriterien, die eine Alkoholabhängigkeit vorhersagbar machen

Frage Ich bin 76 Jahre alt und wache mindestens einmal in der Nacht auf, um auf die Toilette zu gehen. Ich kann dann nicht wieder einschlafen, ohne eine halbe Flasche Wein zu trinken. Bin ich ein Alkoholiker? Soll ich lieber eine Schlaftablette nehmen?

Antwort Wenn die eine halbe Flasche alles ist, was Sie trinken, dann sind Sie kein Alkoholiker. Die zweite Frage von Ihnen aber ist bedrohlicher. Ich möchte Sie vor jeglicher Schlaftabletten-Einnahme warnen.

Schlafmittel funktionieren nur einige Wochen oder Monate, bevor Sie eine höhere Dosis davon zum Einschlafen benötigen. Dadurch erhöht sich die Wahrscheinlichkeit, daß Sie eine Schlafmittel-Abhängigkeit entwickeln. Darüber hinaus können ältere Menschen sehr sensibel auf die Wirkung von Schlafmitteln reagieren, schwindlig werden und sich in diesem Zustand verletzen. Versuchen Sie stattdessen etwas anderes als Tabletten und Alkohol:

Bleiben Sie für eine Weile wach, bewegen Sie sich, trinken Sie ein Glas Milch, meditieren Sie. Eine dieser Methoden hilft Ihnen bestimmt und Sie fühlen sich am nächsten Morgen nicht schlapp. Eine heimtückische Art von chronischem Alkoholismus kann bei einem 76jährigen mit einer veranlagten Alkoholunverträglichkeit und mit Nacht für Nacht getrunkenem Wein beginnen. Warum sollten Sie das Risiko eingehen?

Frage Gibt es viele Menschen in den USA, die keinen Alkohol trinken?

Antwort Ja. Es wird geschätzt, daß etwa ein Drittel der Bevölkerung nie Alkohol trinkt. Interessanterweise konsumiert 20% der Bevölkerung 80 % vom gesamten Alkoholverbrauch. Bedeutender noch ist, daß 7% aller Amerikaner 50% aller alkoholischen Getränke verbrauchen. Diese 7% sind diejenigen, welche die Opfer von Alkoholmißbrauch bzw. Abhängigkeit sind. Die gute Nachricht dabei ist, daß seit mehr als 15 Jahren der Alkoholkonsum in den USA stetig abnimmt.

Frage Ich trinke wegen Streß. In der Vergangenheit wirkten ein paar Gläser Wunder. In den letzten zwei Jahren allerdings brauche ich mehr, um mich zu entspannen und die meiste Zeit spüre ich nicht die gleiche Entspannung wie früher. Manchmal überschreite ich die äußerst dünne Grenze zwischen Entspannt- und Betrunkensein. Meine Frau und meine Töchter sagen mir, daß ich ein Alkoholiker bin. Ich habe schon einige Male aufzuhören versucht, aber ich kann das Trinken nicht lassen. Darüber hinaus fühle ich mich beim Trinken mehr gestreßt, seitdem meine Frau eine Selbsthilfegruppe für Angehörige von Alkoholikern (Al-Anon) besucht.

Antwort Machen Sie sich erst einmal bewußt, daß der beruhigende Effekt des Alkohols aufs Gehirn nur etwa eine Stunde andauert. Dieser vorübergehenden Erleichterung folgen mehrere Stunden bis zu einen Tag dauernde psychomotorische Unruhe oder Streß. Von der wissenschaftlichen Erkenntnis ausgehend, ist klar, daß Sie für Ihre Nerven die falsche Medizin eingenommen haben. Wenn Sie sagen, daß Sie das Trinken lassen möchten, aber nicht können, geben Sie zu, daß Sie die Kontrolle über den Alkoholgebrauch verloren haben. Das ist ganz einfach Alkoholismus. Sie benötigen eine Behandlung, die Abstinenz einschließt. Sie können lernen, mit all den Ängsten, dem Ärger, den Kränkungen, der Unruhe und der Frustration, die mit dem alltäglichen Streß zusammenhängen, umzugehen. Das Ziel der Behandlung ist, das übermächtige Verlangen nach Erleichterung durch die Flasche durch stufenweise zunehmende geistige Gelassenheit in einem Körper, der frei von Alkohol ist, zu ersetzen. Der Genesungsweg beginnt mit dem Eingeständnis, daß Sie nicht trinken können, und daß Sie dem Alkohol gegenüber machtlos sind.

Frage Ich bin seit Jahren ein mäßiger Trinker und habe nie gedacht, daß ich je ein Problem mit Alkohol bekommen

könnte. Allerdings hatte ich im vergangenen Monat zweimal Gedächtnislücken, nachdem ich mit meinen Freunden ausgegangen war und höchstens drei Bier getrunken hatte.
Am nächsten Tag fand ich mein Auto in der Garage vor, wußte aber nicht mehr, wie ich nach Hause gekommen war. Meine Freunde sagten mir, daß ich mich normal verhalten hätte und gar nicht betrunken schien. Trotzdem konnte ich mich an nichts mehr erinnern. Was passiert in meinem Kopf? Ich habe nicht mehr als gewöhnlich, wenn ich normalerweise ausgehe, getrunken.

Antwort Zuallererst würde ich den mäßigen Trinker durch einen abhängigen Trinker ersetzen. Eines der konstantesten Zeichen von Alkoholismus ist der sogenannte „Blackout“.
Normalerweise hat diese Erfahrung jemand, der ein hohes Maß an körperlicher Alkoholtoleranz entwickelt hat, der mehr als andere trinken kann, ohne betrunken zu wirken.
Mit den Jahren, in denen das Hirn im Alkohol gebadet wird, entwickelt sich die Gewöhnung.
Es dauert nicht lange, bis das Hirn beeinflußt wird, da der Alkohol binnen fünf Minuten in das Hirngewebe eindringt.
Normalerweise wird jede bewußte, vom Gehirn gespeicherte Erfahrung entschlüsselt, so daß wir diese Information beliebig abrufen oder uns an diese erinnern können. Ein Gehirn, das regelmäßig genug Alkohol ausgesetzt wird - normalerweise 90ml oder mehr - wird häufig eine Schädigung erleiden, bevorzugt in der Zentralregion, wo die Informationsentschlüsselung stattfindet.
Wenn die Alkoholkonzentration hoch genug ist, werden keine Erinnerungen mehr gespeichert, für diese Zeit entsteht eine Gedächtnislücke. Fällt der Blutalkoholspiegel, setzt auch wieder die Erinnerung ein. Es ist eine der Hirnschädigungen, die sich mit fortgesetztem Trinken verschlimmern. Jedenfalls sollten Sie keinen Alkohol mehr trinken. Wenn Ihnen das Probleme macht, holen Sie sich Hilfe.

Frage Gibt es Völker die mehr zum Alkoholismus neigen als andere?

Antwort Ja, es sieht so aus. Menschen aus den nördlichen europäischen Ländern scheinen mehr zu trinken und haben eine höhere Rate an Alkoholismus. Zu diesen Ländern gehören Irland, England, die skandinavischen Staaten, Deutschland, Frankreich, Polen und Rußland. In den Ländern, die sich im Mittelmeerraum befinden, wie Spanien, Italien, Griechenland, die Türkei, Israel, Ägypten und die nordafrikanischen Staaten, ist Alkoholismus weniger ausgeprägt. Asiaten neigen zu einer niedrigen Rate von Alkoholismus in der Bevölkerung. Vielen von ihnen fehlt das Enzym für den Alkoholabbau und sie erleiden eine unangenehme Körperreaktion nach dem Genuß von Alkohol. Die Symptome sind Übelkeit, Kopfschmerzen, beschleunigter Puls und Angstzustände.

Frage Gibt es so etwas wie eine für den Alkoholiker typische Persönlichkeit?

Antwort Ja und nein. Spezifische Tests wie z.B. der Edwards Persönlichkeitsfragebogen (EPQ), der entwickelt wurde, um eine typische Alkoholikerpersönlichkeit zu identifizieren, haben sich als unzuverlässig erwiesen. Allerdings sind viele Fachleute für Suchtkrankheiten der Überzeugung, daß Alkoholiker fast immer folgende Persönlichkeitsmerkmale haben: Eine niedrige Frustrationstoleranz, Empfindlichkeit, ein herabgesetztes Selbstwertgefühl und Isolation (das Gefühl des Andersseins, „der einsame Wolf"). Diese Merkmale kommen zwar bei fast jeder Person vor, sind aber beim Alkoholiker besonders extrem ausgeprägt. Sie begünstigen die Entwicklung einer Abhängigkeit. Man könnte sagen, daß Alkoholiker wie alle anderen Menschen sind, bloß auffälliger. Sei neigen zu Extremen in ihren Gefühlen, ihren Ambitionen und ihrem Antrieb.

Frage Sollte jeder abstinent leben?

Antwort Nein, ich glaube nicht, daß jeder vom Trinken gänzlich Abschied nehmen sollte. Viele Menschen haben kein Problem, kontrolliert zu trinken. Dagegen gibt es Menschen, die ungeachtet der konsumierten Alkoholmenge sofort oder letztendlich einen Kontrollverlust hinsichtlich der getrunkenen Alkoholmenge erleiden und trotz der negativen Auswirkungen weiter trinken.

Frage Ich bin 46 Jahre und seit vielen Jahren Alkoholiker. Man hat mir gesagt, daß ich AIDS und noch ungefähr zwölf Monate zu leben habe. Mein Hausarzt fragte mich, ob ich nicht das Trinken aufgeben wolle. Was macht das für einen Unterschied, ich muß ja sowieso bald sterben. Der Arzt sagte, es sei meine Entscheidung - was würden Sie dazu sagen?

Antwort Selbst wenn Sie wissen, wieviel Zeit Ihnen noch bleibt, sollten sie das Beste aus Ihrem Leben machen. In Ihrem Fall heißt das, keinen Alkohol mehr zu trinken. Denn Alkohol verschlimmert nicht nur die AIDS-Symptome, er verstärkt auch die Verzweiflung, die sie angesichts Ihrer Situation sicherlich empfinden. Alkohol deprimiert, und meine Erfahrung mit chronischem Alkoholismus ist, daß Angstzustände und Depressionen immer auf der Lauer sind. Viele AIDS-Kranke haben mir gesagt, daß sie ohne Alkohol eine bessere Lebensqualität empfinden, obwohl sie nicht mehr lange auf der Welt sein werden und manchmal körperlich erheblich beeinträchtigt sind. Sie erwähnten, daß sie, kaum nüchtern, Unterstützung von ihrer Familie und Freunden, wie es im alkoholisierten Zustand nie möglich gewesen wäre, bekommen haben, daß sie herzliche Zuwendung spüren konnten. Ich empfehle Ihnen dringend, daß Sie Ihren Hausarzt darum bitten, Sie in ein Behandlungszentrum zur Entgiftung zu überweisen.

Frage Was ist diese Krankheit?

Antwort Ein Expertenkomitee auf dem Gebiet der Suchtbehandlung fand eine praktische Definition von Alkoholismus, d.h.
(1) wissenschaftlich anerkannt, (2) klinisch hilfreich und (3) allgemein verständlich. Alkoholismus kann definiert werden als eine chronische Erkrankung, die eine Reihe von umschriebenen Symptomen beinhaltet. Hierzu gehören Kontrollverlust über das Trinken, Einengung der Gedanken auf die Droge Alkohol, Alkoholgebrauch trotz der negativen Erscheinungen und gestörtes Denken, vor allem Verleugnung. Diese Symptome können kontinuierlich vorhanden sein oder periodisch auftreten. Auch wenn die Krankheit einerseits tödlich verlaufen kann, ist sie auf der anderen Seite behandelbar.

Frage Würden Sie den Unterschied zwischen Alkoholmißbrauch und Abhängigkeit erklären.

Antwort Auf den Punkt gebracht ist Alkoholmißbrauch zu vieles, zu häufiges Trinken, wohingegen Alkoholabhängigkeit die Unfähigkeit bedeutet, mit dem Trinken aufzuhören. Einige Details: Alkoholmißbrauch ist ein Trinkverhaltensmuster, das dazu führt, seine Aufgaben im Beruf, zu Hause oder in der Ausbildung zu vernachlässigen und/oder wiederholtes Trinken in Situationen, wie Autofahren, Steuerung eines Flugzeuges oder ähnliche Tätigkeiten, bei denen die Unfallgefahr riskiert wird. Mißbrauch liegt auch dann vor, wenn jemand wiederholt alkoholbedingte rechtliche Probleme hat. Setzt jemand sein Trinken fort, obwohl er ständig seine soziale Situation und zwischenmenschlichen Probleme verschlimmert, ist das Mißbrauch. Alkoholabhängigkeit kann eine oder alle der oben erwähnten Symptome beinhalten, unterscheidet sich allerdings vom Mißbrauch in einigen fundamentalen Aspekten. Alkoholabhängigkeit ist eine Art von Alkoholgebrauch, die durch eine erhöhte Alkoholtoleranz charakterisiert werden kann. In anderen Worten besteht ein Bedarf an immer größeren Alkoholmengen, um die gewünschte Wirkung zu erzielen. Es kann durch ein Entzugssyndrom signalisiert werden. Das Enzugssyndrom besteht - in Verbindung mit den ständigen, zum Scheitern verurteilten Versuchen, das Trinken zu vermindern oder einzustellen - aus einer Reihe von körperlichen und psychischen Symptomen. Einige an Alkoholabhängigkeit leidende Menschen verlieren die Kontrolle über ihren Alkoholgebrauch, trinken deshalb mehr und länger als beabsichtigt oder sie beschäftigen sich gedanklich zwanghaft mit dem Alkohol. Aus diesen Gründen müssen sie ihre gesellschaftlichen und beruflichen Aktivitäten aufgeben. Die Hauptmerkmale der Alkoholabhängigkeit sind: Trinkzwang, Kontrollverlust über den Alkohol und ungeachtet jeglicher Konsequenzen - unablässiges Trinken.

Frage Gibt es mehr als eine Art von Alkoholismus?

Antwort Es scheint zwei Typen von Alkoholismus zu geben. Beide Arten haben ihre eigenen klinischen und genetischen Aspekte. Der Typ I Alkoholismus ist durch einen Krankheitsausbruch, der gewöhnlich nach der Vollendung des 25. Lebensjahres auftritt, gekennzeichnet. Die Krankheit betrifft Männer und Frauen gleichermaßen und wird offensichtlich mehr durch die Einflüsse aus der Umwelt und weniger durch erbliche Faktoren beeinflußt, Der Typ I Alkoholismus wird häufiger, und zwar im Verhältnis 5:1, als der Typ II angetroffen. Der Typ I hat ein unterschiedliches Spektrum an Persönlichkeitsmerkrnalen, die eine bemerkenswerte psychische Abhängigkeit, begleitet von Schuld und Angst (aufgrund der Abhängigkeit) einschließt. Der Typ I Alkoholiker neigt auch dazu, Alkohol zur Beseitigung von Angstzuständen als „selbstverschrieben" einzusetzen und meidet im allgemeinen gefährliche oder leichtsinnige Situationen. Der Typ II Alkoholismus ist mehr genetisch bedingt, ist beträchtlich schwieriger und wird weniger durch die Umweltfaktoren beeinflußt. Dieser Typ von Alkoholismus kommt meistens bei männlichen Personen im Alter unter 25 vor und geht mit mangelnder sozialer Anpassung, wie häufige Handgreiflichkeiten oder Gefängnisaufenthalte, und der Unfähigkeit zur Abstinenz einher. Die gute Nachricht ist, daß man beide Formen behandeln kann und daß beide ähnlich gute Genesungsraten aufweisen, wenn die Behandlung in Anspruch genommen wird. (Cloninger, C.R. Neurogenetic Adaptive Mechanisms in Alcoholisrn. Science 236. 410-416,1987)

Frage Sie haben Fragen zum Alkoholismus beantwortet, aber Sie haben nichts über das gesellige Trinken gesagt. Was ist geselliges Trinken?

Antwort Es ist leichter für mich zu sagen, was geselliges Trinken nicht ist, als zu sagen, was es ist. Geselliges Trinken ist - von Ausnahmen einmal abgesehen - nicht durch Kontrollverlust und Zunahme der Trinkmenge gekennzeichnet. Gesellige Trinker sind jederzeit imstande, mit dem Trinken aufzuhören, wenn sie dafür einen triftigen Grund, wie ein gesundheitliches Problem, haben. Übrigens auch die geselligen Trinker können sogar die gesundheitlichen Konsequenzen des Alkoholismus wie Leberzirrhose und Hirnschaden erleiden, wenn sie regelmäßig über einen längeren Zeitraum sehr viel trinken.

Es ist interessant, daß 1874 der britische Arzt Francis E. Anstie eine Untersuchung über den Alkoholstoffwechsel im Körper durchführte und daraus schloß, daß "mehr als zwei Gläser am Tag gesundheitsschädlich sein könnten". Aufgrund dieses Befundes ist jener Arzt als der Urheber von "Anstie's

Limit" bekannt. Dies dürfte die erste quantitative Definition von geselligem Trinken sein. Bedenken Sie allerdings, daß sogar zwei Gläser am Tag schon zu viel sein könnten. Dabei denke ich an ältere Menschen, deren Alkoholverträglichkeit herabgesetzt und deren Stoffwechsel im Vergleich zu jüngeren Leuten viel langsamer ist.

Geselliges Trinken kann das eine oder andere Glas sein, das die rauhen Ereignisse des Tages glättet oder entspannteres Beisammensein erlaubt oder eine humorvollere Sicht der Dinge erlaubt. Wieviel gesellige Trinker trinken? Es ist wahrscheinlich unterschiedlich. Ungeachtet der Trinkmenge kann ich Ihnen versichern, daß gesellige Trinker nicht nach guten Gefühlen durch das mehr und mehr an Alkohol bis hin zum Kontrollverlust jagen. Geselligen Trinkern ist Alkohol nicht wichtig, auch nicht notwendig, damit sie sich gut fühlen, und er würde in einer abstinenten Gesellschaft nicht vermißt werden. Sie können leicht mit den anderen in Kontakt treten, egal ob sie etwas getrunken haben oder nicht. Ein Weiser hat mal gesagt: "Wenn du - um gesellig zu sein - trinken mußt, ist das kein geselliges Trinken mehr."

Frage Was ist der SMAST-Test für Alkoholismus?

Antwort Der kurze Michigan Alkoholismus Erkennungstest, kurz SMAST-Test genannt (Short Michigan Alcoholism Screening Test), läßt es mit rund 90prozentiger Wahrscheinlichkeit zu, Alkoholismus festzustellen. Er besteht aus den folgenden Fragen:

1. Glauben Sie, daß Sie normal trinken? (Normal bedeutet, daß Sie weniger als oder gleich viel wie andere Leute trinken.) (Nein)
2. Beklagen sich Ihre Nächsten über Ihr Trinken oder machen sie sich deswegen Sorgen? (Ja)

3. Haben Sie schon einmal wegen Ihres Trinkens Schuldgefühle gehabt? (Ja)
4. Denken Ihre Freunde oder Verwandten, daß Sie normal trinken? (Nein)
5. Sind Sie imstande, mit dem Trinken aufzuhören, wann Sie wollen? (Nein)
6. Haben Sie schon ein Treffen der Anonymen Alkoholiker besucht? (Ja)
7. Hat Ihr Trinken schon mal zwischen Ihnen und Ihrer Frau/Ihrem Mann, Ihrer Mutter oder Ihrem Vater oder einem nahen Verwandten Probleme verursacht? (Ja)
8. Haben Sie schon mal des Trinkens wegen an Ihrem Arbeitsplatz Schwierigkeiten gehabt? (Ja)
9. Haben Sie schon mal Ihre Verpflichtungen, Ihre Familie oder Ihre Arbeit für zwei oder mehrere Tage vernachlässigt, weil Sie getrunken haben? (Ja)
10. Haben Sie schon mal jemanden wegen Ihres Trinkens um Hilfe gebeten? (Ja)
11. Sind Sie schon mal wegen Ihres Trinkens im Krankenhaus gewesen? (Ja)
12. Mußten Sie sich schon dafür verantworten, daß Sie betrunken Auto gefahren, oder daß Sie im alkoholisierten Zustand am Steuer gesessen sind? (Ja)
13. Sind Sie schon mal, wenn auch nur für wenige Stunden, wegen Ihres Verhaltens im betrunkenen Zustand verhaftet worden? (Ja)

Wenn drei oder mehr Antworten mit denen in den Klammern übereinstimmen, liegt die Diagnose Alkoholismus vor; zwei solche Antworten zeigen einen möglichen Alkoholismus an; weniger als zwei Antworten machen die Diagnose von Alkoholismus unwahrscheinlich. (Übernommen mit Genehmigung aus Journal of Studies on Alcohol 36: 124, 1975).

Frage Ist das Krankheitskonzept des Alkoholismus eine neue Idee?

Antwort Antwort: Mehr als hundert Jahre bevor Tuberkulose, Blinddarmentzündung, die Lungenentzündung und Diabetes als spezifische Erkrankungen erkannt wurden, wurde der Alkoholismus bereits als eine Krankheit beschrieben. Im Jahre 1785 publizierte Dr. Benjamin Rush, Chirurg im Revolutionskrieg, Gründervater der amerikanischen Psychiatrie und Unterzeichner der Unabhängigkeitserklärung die klassische "Untersuchung zur Wirkung von Brennspiritus auf den menschlichen Körper und die menschliche Psyche".
In dieser Abhandlung nannte er ausdrücklich den exzessiven Gebrauch von destilliertem Weingeist eine Krankheit. Er sah dies im Zusammenhang mit einer "Abhängigkeit". Er war der Erste, der die Todesrate aufgrund von Alkoholismus in den USA auf "nicht weniger als tausend Menschen im Jahr in einer Population kleiner als sechs Millionen" schätzte.

Frage Was ist die älteste überlieferte Notiz über Alkoholmißbrauch?

Antwort Soweit mir bekannt steht es in der Bibel. Nachdem die Sintflut zurückgegangen war: „Noah wurde zum Ehemann, pflanzte Weinreben; und er trank vom Wein und wurde betrunken" (Genesis 9: 20-21).

Frage Warum können einige Leute gesellig trinken und andere trinken unkontrolliert?

Antwort Sie fragen eigentlich nach der Ursache von Alkoholismus, die wir nicht kennen. Bei Menschen, die für diese Krankheit empfänglich sind, scheint es im Gehirn eine besondere Sensibilität für Alkohol zu geben. Bei diesen Personen wirkt Alkohol so, daß ein psychisches Bedürfnis befriedigt wird. Bei der wiederholten Befriedigung wird dieses heftige psychische und emotionale Verlangen jedesmal verstärkt - das ist ein wesentlicher Bestandteil aller Süchte.

Die neurochemischen Prozesse im Gehirn bei Menschen, die unkontrolliert trinken, sind höchstwahrscheinlich nur den Alkoholikern eigen. Die neuesten Untersuchungen zeigen, wie im Gehirn die Neurotransmitter, die Rezeptoren und die Calcium- sowie die Chloridionenkanäle auf Alkohol reagieren. Wie sich diese neurophysiologischen Abläufe bei nicht abhängigen und bei abhängigen Trinkern unterscheiden, hängt wahrscheinlich von den genetischen Veranlagungen ab.

Dennoch sind die Vorgänge in der chemischen Hirnfabrik nur ein Teil des Gesamtkrankheitsbildes. Es gehören noch drei Verhaltensmerkmale dazu: Zwang, Kontrollverlust und der erstaunliche psychische Zustand, daß Alkohol ungeachtet der negativen Konsequenzen konsumiert wird. Das ist noch nicht das Gesamtbild, aber mehr läßt sich über die Krankheit nicht aussagen. Wichtig jedoch ist, daß es zwar kein Allheilmittel gegen den Alkoholismus gibt, sondern der Krankheitsprozeß nur aufgehalten werden kann. Trotzdem verfügen wir bereits über eine sehr erfolgreiche Behandlung.

Frage Was genau ist Alkoholentzug? Ich bin kein Alkoholiker, aber einige Stunden nachdem ich ein paar Bier getrunken habe, bin ich durcheinander, schnell beleidigt und fühle mich einfach miserabel. Kann man diesen Zustand verhindern?

Antwort Ja, kann man, aber das wird Ihnen nicht gefallen. Der Alkohol in Ihrem Bier ist ein Beruhigungsmittel und beeinträchtigt Ihre Aufmerksamkeit. Zwar können die ersten Gläser stimulierend wirken, aber der Hauptort der dämpfenden Wirkung befindet sich im retikulären aktivierenden System im Stammhirn. Je mehr Bier Sie trinken, desto stärker wird der dämpfende Effekt. Um dieses Gefühl zu erreichen, brauchen Sie mit der Zeit aber immer größere Mengen Alkohol, da sich der Körper an den Alkohol gewöhnt. Wird mit dem Trinken aufgehört, so tritt wieder eine Wachsamkeit zusammen mit Hyperaktivität ein. Dieser Zustand ist allgemein als „Kater“ bekannt. Wie schlimm dieser ist und wie lange er dauert, hängt davon ab, wie viel und wie lange Sie getrunken haben.

Es gibt vier Stadien des akuten Alkoholentzugssyndroms. Stadium I ist charakterisiert durch leichtes Zittern, Anspannungs- und Nervositätsgefühle sowie Schweißausbrüche, einen schnellen Puls und Schlafstörungen. Stadium II schließt alle oben genannten Symptome ein, aber es kommen Halluzinationen dazu - man sieht und hört Dinge, die nicht da sind. Das Stadium III besteht aus einem sehr schnellen Herzschlag, hoher Temperatur, Glauben an etwas, obwohl es augenscheinlich widerlegt wird, Desorientierung oder psychotischem Verhalten und ausgeprägtem Zittern. Trotz medizinischer Hilfe sterben im Stadium III (Delir) 10 bis 20% der Betroffenen. Das Stadium IV ist gekennzeichnet durch Krämpfe. Wenn dieses Stadium überhaupt erlebt wird, gehen in einem Drittel aller Fälle dem Delirium Krampfanfälle voraus.
Der einzige Weg, den Entzug zu verhindern, ist, mit dem Trinken aufzuhören - oder erst gar nicht anzufangen.

Frage Kann Einsamkeit ein Grund für Alkoholismus sein?

Antwort Einige Menschen trinken, um den Schmerz Ihrer Einsamkeit zu mildern. Wie auch immer, die Einsamkeit als solche ist nicht der Grund für Alkoholismus und muß nicht notwendigerweise zum zwanghaften Trinken führen, aber sie kann ein Katalysator sein. Wenn jemand, der an Einsamkeit leidet, einen Alkoholismus entwickelt, bedeutet es gewöhnlich, daß jemand eine genetische Veranlagung für diese Erkrankung hat. Die Tatsache, daß Witwer die Gruppe mit dem höchsten Prozentsatz von Alkoholismus ausmachen, zeigt, daß Einsamkeit eine Rolle bei dieser Erkrankung spielen muß. Aber im Rahmen unseres Wissens über Alkoholismus würde ich sagen, daß Einsamkeit ein begünstigender Faktor, aber keine Ursache für Alkoholismus ist.

Frage Nachdem ich arbeitslos wurde, habe ich einige Zeit auf der Straße gelebt. Da trinken manche Menschen Alkohol, der nur für äußerliche medizinische Anwendung gedacht ist, wenn sie nichts anderes bekommen. Auch ich habe von dem Zeug getrunken, bis mein Freund daran gestorben ist. Was ist an diesem Alkohol so schlecht?

Antwort Der Alkohol zum Einreiben ist kein Äthylalkohol (Trinkalkohol), sondern Isopropylalkohol, ein vollkommen unterschiedlicher chemischer Stoff als der Alkohol im Bier, in Wein oder in Spirituosen. Beim Abbau in der Leber wird er zu Aceton - einem Gift - umgewandelt.
Wenn solcher Alkohol eingenommen wird, kommt es zum Koma und einem erheblichen Nierenschaden. Die tödliche Dosis von getrunkenem Isopropylalkohol liegt beim Menschen bei ungefähr 240 Gramm. Eine andere Art von Gift ist Methanol, der in der Waschflüssigkeit für Windschutzscheiben enthalten ist und als Lackverdünnungsmittel und Brennstoff für Feldkocher benutzt wird. Dieser Methylalkohol wird in der Leber zu Formaldehyd umgewandelt; wer davon trinkt und überlebt, wird oft blind. Schon weniger als 60 Gramm Methanol können tödlich sein.

Frage Was ist mit „proof" gemeint, wenn es um alkoholische Getränke geht?

Antwort Das Wort „proof" stammt aus einer Zeit, als bewiesen werden mußte, daß eine Whiskeyfracht auch wirklich aus Whiskey bestand. Dazu wurde ein Löffel Whiskey mit einer Prise Schießpulver vermischt. Wurde ein brennendes Streichholz in diese Mixtur geworfen, gab es einen lauten Knall. Das war der Beweis (engl. proof), daß es sich um eine hochprozentige Ladung handelte. Denn so ein Minifeuerwerk entsteht nur, wenn der Alkoholgehalt bei 50 Volumenprozent oder mehr liegt. Heute ist proof definiert als das Doppelte des Volumenalkoholgehalts. Whiskey mit 50 Prozent Alkohol ist ein 100-proof Whiskey. Natürlich werden diese Untersuchungen heutzutage ohne Knalleffekt gemacht.

Frage Warum ist die Zahl der Todesfälle infolge Alkoholkonsums so hoch? Sie scheint überhöht zu sein.

Antwort Im Gegenteil. Alkoholbedingte Umstände werden bei einem Todesfall nur selten offenkundig. Denn meist führt der Alkoholkonsum nicht direkt sondern indirekt zum Tod. Das wird auf Totenscheinen natürlich nicht vermerkt. Chronische alkoholbedingte Lebererkrankungen, die bei Obduktionen festgestellt werden, treten allerdings so häufig auf, daß sie bei den Todesursachen in den USA an neunter Stelle rangieren.

Aber Alkohol spielt bei tödlichen Unfällen sehr häufig eine Rolle. Bei der Hälfte aller Autounfälle (46 386) in den Vereinigten Staaten war 1987 Alkohol im Spiel. Stürze sind die zweite führende Ursache von tödlichen Verletzungen in den Vereinigten Staaten, die ungefähr 13 000 Tote pro Jahr zählen. Eine Studie berichtet, daß etwa 40 Prozent der Unglücksfälle infolge von Stürzen alkoholbedingt sind (Andra, R., et al.

Alcohol and Fatal Injuries Among U.S. Adults. Journal of the American Medical Association 260: 2529-2532, 1988). Die dritthäufigste Ursache von Unfalltod in den Vereinigten Staaten ist das Ertrinken, und Forschungsergebnisse zeigen, daß etwa 38 Prozent der Opfer vor dem Ertrinken Alkohol getrunken haben. Verbrennungen infolge von Bränden sind die vierthäufigste Ursache von Unfalltod in den Vereinigten Staaten und sind für ungefähr 6000 Unglücksfälle pro Jahr verantwortlich. Viele Studien belegen, daß hier Alkohol eine Rolle spielt. In 48 Prozent aller Todesfälle durch Feuer standen die Opfer unter starkem Alkoholeinfluß.

Weiterhin zeigt die Forschung, daß 20 bis 36 Prozent von Selbstmordopfern mit Alkoholmißbrauch zu tun hatten und kurz vor ihrem Suizid noch getrunken haben. Diese Studien zeigen auch, daß alkoholbedingte Selbstmorde eher impulsiv, als im voraus überlegt, erscheinen, und daß es eine Beziehung zwischen Alkohol, Suizid und Schußwaffen gibt.

Wenn man sich all das bewußt macht, so stellt Alkohol meiner Meinung nach eine riesige Gefahr dar, die bisher unterschätzt wird.

Frage Auf welche wissenschaftlichen Beweise stützen Sie Ihre Aussage, daß Alkoholismus eine Krankheit ist? Als praktischer Arzt habe ich immer gedacht, daß Personen, die bis zum Exzeß tranken, es taten, weil sie es wollten. Gibt es da mehr, als ich weiß?

Antwort Glauben Sie mir, Herr Kollege, es gibt mehr. Beginnen wir mit der grundlegenden Definition von Krankheit: Alle Krankheiten haben eine schädigende Wirkung auf den Körper oder den Geist, oder beides, und jede Krankheit hat eine Reihe von Zeichen und Symptomen, die wir nutzen, um

eine Erkrankung von einer anderen zu unterscheiden. Der Alkoholismus besitzt ein einzigartiges Profil: stufenweise fortschreitender Kontrollverlust über den Alkoholgenuß, eine zwanghafte Beschäftigung mit der Alkoholbeschaffung, ein kontinuierlicher Gebrauch ungeachtet der unerwünschten Konsequenzen und ein Rückfallmuster des Wiedertrinkens. Dies sind auftretende Symptome, entweder in einem stetigen oder periodischen Muster, und sie sind bei allen Opfern dieser Erkrankung gleich. Wie bei anderen Krankheiten gibt es verschiedene Intensitäten von Alkoholismus, aber die grundlegenden Merkmale sind bei allen gleich - Zwang, Kontrollverlust und kontinuierliche Einnahme, ungeachtet der unerwünschten Folgen. All diese Symptome sind verhaltensbestimmt, aber einige mögen eine körperliche Ursache haben, so wie eine anfängliche erhöhte Alkoholtoleranz oder eine besonders positive Reaktion auf Alkohol, die eine Funktion des Neurotransmittersystems im Gehirn sein könnte.
Weitere Hinweise, daß Alkoholismus eine Krankheit ist, sind die Ergebnisse von Familien- und genetischen Studien an Zwillingen, die nach der Geburt getrennt wurden. Es wurde beobachtet, daß Alkoholismus eine angeborene primäre Störung ist und unabhängig von anderen Persönlichkeits- und psychiatrischen Störungen auftreten kann. Die Untersuchung kommt zu dem Punkt, daß die Beziehung zwischen der Hirnchemie und dem Verhalten mit ziemlicher Sicherheit genetischer Natur ist.

Intervention und Umgang mit den Nächsten

Es muß etwas geschehen, um das Fortschreiten einer Erkrankung aufzuhalten. Das kann ein chirurgischer Eingriff wegen einer Blinddarmentzündung sein oder eine Behandlung mit Antibiotika zur Eindämmung einer Lungenentzündung. Eine Behandlung stoppt den tödlichen Verlauf einer Krankheit.

Daß auch Alkoholismus, Medikamenten- und Drogenabhängigkeit töten können, das sollte sich jeder bewußt machen - und nach einer Behandlung suchen. Sollten Sie wegen eines Menschen, den Sie lieben und dessen Problem außer Kontrolle geraten ist, besorgt sein, suchen Sie Hilfe für ihn und sich selbst, da auch Sie leiden. Ihre Besorgnis ist voll berechtigt.

Alkoholismus, Medikamenten- oder Drogenmißbrauch können sich sehr schnell in eine Situation auf Leben oder Tod verwandeln. Für jene Alkoholiker oder Drogenabhängige, die eine Behandlung ablehnen, empfiehlt es sich, durch eine formelle Intervention, die Person in Schwierigkeiten zu drängen, Hilfe zu suchen. Eine formale Intervention beginnt zunächst damit, daß man sich Unterstützung eines professionellen Interventionstherapeuten holt.
Der Interventionstherapeut versammelt dann die um den Betroffenen besorgte Familie, Arbeitskollegen und/oder gute Freunde für ein Treffen, bei dem die ganze Gruppe auf eine Konfrontation mit dem Alkoholiker oder Drogenabhängigen vorbereitet wird. Die dem Alkoholiker nahe stehenden Personen schreiben einen oder zwei kurze Sätze, die beschreiben, wie sie das Trinken des Alkoholikers betrifft.
Vor der Intervention ist es sehr wichtig, daß alles für eine Aufnahme des Alkoholikers in einem Behandlungszentrum bereits vorbereitet ist. Während der Intervention lesen dann die Angehörigen oder Freunde ihre entsprechenden Aussagen, in der Anwesenheit des Therapeuten und unter seiner Leitung, laut vor.

Frage Gibt es eine Methode, um eine Person, die in ein abnormes Trinkverhalten abzurutschen droht, zum Aufhören zu bewegen? Mein Mann weigert sich, über sein Trinkverhalten zu reden und gleichzeitig ruiniert er das Leben der ganzen Familie.

Antwort Meistens ist es schwierig, solche Leute, die „abzugleiten“ drohen, davon zu überzeugen, daß sie Alkoholiker sind. Zuallererst schützen sie sich selbst, indem sie sich für ihr Problem der Verleugnung, einer der stärksten Abwehrmechanismen, bedienen. Ich würde vorschlagen, daß Sie mit Ihrem Mann über die frühen Zeichen des Alkoholismus zu sprechen versuchen. Er könnte diese Symptome bereits zeigen: Zunahme der Alkoholverträglichkeit, vorübergehender Gedächtnisverlust für die Zeit des Trinkens, heimliches Trinken und Verstecken von Flaschen, hastiges oder gieriges Trinken, Ärger oder Verweigerung über sein Trinken zu sprechen, und möglicherweise eine Anhäufung von Alkoholvergiftungsfällen. Dies sind alles Hinweise auf Alkoholismus, nicht nur als eine unvermeidbar fortschreitende Erkrankung, sondern auch vortrefflich hinsichtlich der Vorhersagbarkeit. Wenn Sie die Symptome, die Sie bei Ihrem Mann in seinem Trinkverhalten beobachten, ansprechen, könnte ihn dies dazu bewegen, Hilfe zu suchen. Es wird aber viel wahrscheinlicher sein, daß Sie auf eine professionell durchzuführende Intervention zurückgreifen müssen. In Deutschland vermittelt der FABA e.V. qualifizierte Interventionstherapeuten mit langjähriger Erfahrung. Auch strebt der FABA e.V. an, solche Familienbehandlungsprogramme zu entwickeln.

Unabhängig davon, ob Ihre Bemühungen erfolgreich sind oder nicht, empfehle ich Ihnen mit Nachdruck, daß Sie ein Familienbehandlungsprogramm für Ihre eigene emotionale Gesundheit und eine mögliche Co-Abhängigkeit in Anspruch nehmen. Vermutlich machen Sie alle Arten von Streß durch, den Sie möglicherweise nicht auf das Trinken Ihres Mannes zurückführen. Je gesünder und stärker Sie selbst sind, um so besser können Sie Ihren Mann unterstützen, falls er sich dazu entschließt, Hilfe anzunehmen.

Frage Meine Frau ist wegen Alkoholismus in Behandlung. Ich versuchte, einige von ihren bizarren Verhaltensweisen zu entschuldigen, wenn sie getrunken hat und jetzt sagte ein Freund, welcher selbst ein genesender Alkoholiker ist, daß ich co-abhängig sei. Was ist das? Er empfahl mir eine Behandlung. Ich werde alles tun, um meiner Frau zu helfen.

Antwort Familienbehandlung wäre sicher sehr hilfreich für Sie. Viele Ehepartner von Alkoholikern sind co-abhängig, das heißt, sie können unbeabsichtigt dazu beitragen, die Genesung ihres Ehepartners vom Alkoholismus zu erschweren. Wie sie das tun? Sie spielen Rollen, sie fühlen sich für das Wohl oder Wehe anderer persönlich verantwortlich, leiden an mangelndem Selbstwertgefühl, handeln unter Zwang und verleugnen das Ausmaß des Alkoholismus in ihrem Haushalt.
Nach einem oder zwei Tagen der Familientherapie fangen häufig die dem Alkoholiker nahestehenden Personen an, diese Merkmale bei sich selbst zu erkennen; dies kann Ihnen die gefühlsmäßige Unterstützung und das nötige Verständnis ermöglichen, um mit den Rückschlägen der Erkrankung Ihrer Frau fertig zu werden.
Ist eine Person eines Haushalts von Alkoholismus betroffen, so sind es alle, die mit diesem Menschen zusammenleben - das ist meine Erfahrung. Die Reaktionen auf den Alkoholiker können alles noch verschlimmern. Durch die Unterstützung in einem Familienbehandlungsprogramm werden Sie lernen, sich vom Verhalten Ihrer Ehefrau abzugrenzen, um ihr so gewappnet bei der Genesung und beim Sich-Besser-Fühlen behilflich zu sein.

Frage Mein Ehemann will nichts über sein Trinken hören und weigert sich, irgendeine Hilfe in Anspruch zu nehmen. Man hat mir gesagt, es gäbe eine Mittel, das ich in seinen Kaffee tun könnte. Er würde dann sofort krank werden, wenn er Alkohol zu sich nimmt. Wissen Sie etwas darüber? Würde das funktionieren? Meine Tochter und ich sind verzweifelt.

Antwort Versuchen Sie dies nicht. Es könnte erstens gefährlich sein und zweitens steht jeglicher Wirksamkeitsnachweis dieser Substanz noch aus. Das Medikament heißt Disulfiram (Antabus®), das, wird es 12 bis 18 Stunden vor dem Alkoholgenuß eingenommen, schon nach dem ersten Schluck körperliche Symptome verursacht: schmerzhaftes Pulsieren im Kopf, plötzliches Erröten mit Hitzewallungen, galoppierendes Herzrasen, Kurzatmigkeit, Übelkeit, Erbrechen und Gleichgewichtsstörungen. Es könnte sein, daß Ihr Mann möglicherweise einem Arztbesuch zustimmt und nach der körperlichen Untersuchung geneigt ist, sich mit Hilfe von Disulfiram behandeln zu lassen. Das würde er dann in der sicheren, verschriebenen Dosis freiwillig einnehmen. Sie können aber, wenn Sie wollen, auch andere Möglichkeiten in Erwägung ziehen, einschließlich Kontaktaufnahme mit dem FABA e.V., um etwas über eine Intervention zu erfahren, welche in 80% der Fälle erfolgreich ist. Seien Sie sicher, daß Sie und Ihre Tochter in ein Familien-/Al-Anon-Programm hineinkommen, unabhängig davon, was sonst passiert. Diese Art von Programmen hilft, mit dem gefühlsmäßigen Niederschlag, der durch den Alkoholismus des anderen verursacht wird, umzugehen. Häufig erleben die Familienmitglieder eines Alkoholikers eine Reihe von negativen Gefühlen, Schmerz, Ärger, Frust und Scham, die gegen den Alkoholiker wie auch gegen sich selbst gerichtet sind.

Frage Meine Mutter und mein Vater trinken beide und meines Erachtens trinken sie sehr viel. Sie trinken fast jede Nacht bis zu dem Punkt, wo sie sich albern verhalten und sogar ihre Sprache verwaschen wird. Ich habe versucht, darüber mit ihnen zu sprechen, sie wollen aber davon nichts hören. Ich möchte keine anderen Kinder zu mir nach Hause einladen, weil ich mich irgendwie für meine Eltern schäme. Neulich waren sie verärgert, als ich Dinge angesprochen habe, über welche ich hinsichtlich Alkohol in meinem achten Schuljahr aufgeklärt worden war.

Antwort Du bist ein/e gute/r und mutige/r Tochter oder Sohn. Du bist nicht alleine und es gibt Abhilfe für die schwierige Situation, in der Du Dich in Deiner Familie befindest. Zuallererst möchte ich Dir sagen, daß Du nicht der Grund für das Trinken Deiner Eltern bist, sondern daß Deine Eltern wahrscheinlich Alkoholiker sind. Versuche Dir bewußt zu werden, daß Deine Eltern krank sind und Du sie nicht krank gemacht hast. Ich spreche dies an, obwohl Du diese Tatsache nicht erwähnt hast, weil viele Kinder von Alkoholikern unzählige Stunden mit dieser „geheimen Sorge" verbringen. Ich verstehe, daß Dich das Trinken Deiner Eltern unglücklich macht. Es gibt Lösungen dafür, allerdings fangen sie nicht damit an, daß Deine Eltern „geheilt" werden. Ich denke, Du kannst mit der Situation besser fertig werden, wenn Du darüber mit einem Schulpsychologen, einem Lehrer oder einem Pfarrer in Deiner Kirche sprichst. Du sollst wissen, daß nun das Problem Deiner Eltern zu Deinem Problem geworden ist, und daß Du ihnen nicht untreu bist, indem Du zu jemanden hingehst und um Unterstützung und Verständnis bittest. Vielleicht wäre es für Dich leichter, das anzugehen, indem Du Dich einer Gruppe von Menschen, wie Alateen (Tel.-Nr.: 0201-773007), anschließt. Du kannst einfach diese Nummer wählen und reden. Solche Gespräche sind streng vertraulich.

Frage Unsere Tochter ist eine Alkoholikerin. Ungefähr seit 30 Jahren machen wir ihr Leiden mit durch. Verzweifelt wie wir sind, sollen wir sie dazu bewegen, Fluctin® einzunehmen?

Antwort Ich weiß es nicht. Ich kann ihren Schmerz, den Sie in Ihrem Brief zum Ausdruck bringen, mitfühlen und ich wünschte mir, Ihnen sagen zu können, daß das Fluctin® helfen würde. Das Medikament ist aber für eine ganz andere Krankheit gedacht. Fluctin® ist ein Antidepressivum, das die Konzentration des Botenstoffes Serotonin im Gehirn erhöht. Das Serotonin wiederum hebt die der Depression eigenen Gefühle bei Menschen, die aus eigener Kraft scheinbar nicht aus dem dauernden „schwarzen Loch" herauskommen können, auf. Fluctin® wurde auch schon gegen Angsterkrankungen verordnet. Allerdings sind Depression und Angst nicht unbedingt ein Bestandteil des Alkoholismus, obwohl sie diese Krankheit begleiten können. Ihre Tochter braucht eine internistische und psychiatrische Untersuchung zur genauen Beurteilung ihres Zustandes. Falls sie an Alkoholismus allein leidet, ist Fluctin ® nicht das Richtige. Falls sie aber eine Zweiterkrankung hat wie Melancholie, schwere Angstzustände oder eine Psychose, und zwar zusätzlich zum Alkoholismus, könnte sie eine spezifische, nicht abgängig machende Therapie mit Psychopharmaka benötigen. Ist sie schon einmal in einer Alkoholentwöhnungsbehandlung gewesen? Hat sie schon einmal die Anonymen Alkoholiker besucht? Es gibt - trotz der 30jährigen Trinkgeschichte - eine Reihe von Hilfen, die alle zur Genesung führen. Zu guter Letzt: Haben Sie und Ihr Mann ein Familienprogramm absolviert, um mit einem Teil Ihres Schmerzes fertigzuwerden? Sie sollten solche Angebote wahrnehmen. Wenden Sie sich an FABA.

Das Gehirn

In diesem anderthalb Kilo schweren Organ spielt sich das ganze Drama um Alkoholismus, Medikamenten- oder Drogenabhängigkeit ab. Wie in einem Orchester reagieren die

Nerven, die Botenstoffe und die Rezeptoren höchst präzise auf ihren Einsatz, das heißt, auf jeden ankommenden chemischen Stoff in einer ganz bestimmten Weise. Disharmonie und totale Stille herrscht jedoch, wenn abhängigkeitsfördernde Medikamente, Alkohol und andere Drogen unterwegs sind.

Die Aktivität im Gehirn geht normalerweise einen ziemlich vorhersagbaren Gang; es ist festgelegt, wer wir sind, was wir tun und wie wir es tun. Es gibt Regler, die alle körperlichen Funktionen und die Sinne Hören, Sehen, Schmecken, Riechen und Tasten kontrollieren. Abhängig von all diesen und ihnen dennoch übergeordnet ist die Kognition, die am besten als Lernen, Erinnern und die Fähigkeit, dieses Wissen wieder aufzurufen und es zu nutzen, beschrieben werden kann. Die einen können dies besser und schneller, andere sind im Denken etwas langsamer. Aber, gescheit oder dumm, Alkohol und andere Drogen beeinträchtigen oder zerstören diese einzigartige menschliche Fähigkeit.

Studien zur Hirnfunktion bei chronischen Alkoholikern, die das Trinken jedoch Wochen vor dem Test aufgegeben hatten, zeigten bei diesen Menschen Defizite auf den folgenden vier Gebieten: abstraktes Denken und Problemlösung, Sprachfertigkeit und/oder Gedächtnis, Rechtswendigkeit der Bewegung und räumliches Sehen. Forscher verbinden sehr häufig diese Verminderung der Funktion mit der rechten Gehirnhälfte (Parsons, O.A. Impaired Neuropsychological Cognitive Functioning in Sober Alcoholics, in Hunt, W.A., and Nixon, S.J., eds. Alcohol Induced Brain Damage. National Institute on Alcohol Abuse and Alcoholism. Research Monograph No. 22, NIH Publication No. 93-3549: 173-194, 1993). Die Magnetresonanztomographie (MRI) des Gehirns zeigt hier ein stetiges Schrumpfen des Hirngewebes auf, abhängig von der Menge und der Dauer des im Übermaß konsumierten Alkohols (Jenügan, T.L., et al. Reduced Gray Matter

Observed in Alcoholics Using Magnetic Resonance Imaging. Alcoholism: Clinical and Experimental Research 15 (3): 418-427, 1991). Aber das Gehirn kann sich wieder erholen, wenn das Trinken auf Dauer aufgegeben oder eine lange Alkoholpause eingelegt wird. Außerdem zeigte eine Untersuchung, daß wiederholte geistige Übungen die Verbesserung zu beschleunigen scheinen (Goldman, M.S. Recovery of Cognitive Functioning in Alcoholics. Alcohol Health and Research World 19 (2): 148-154, 1995). Das Gehirn, wie der Rest des Körpers, ist schier unverwüstlich und hat einen natürlichen Antrieb zur Wiederherstellung seiner Gesundheit.

Frage Was passiert im Gehirn, wenn man Alkohol trinkt?

Antwort Dabei laufen eine Menge Dinge im Gehirn ab. Jeder, der schon einmal einen Betrunkenen genauer beobachtet hat, weiß um die Wirkung von Alkohol auf das Verhalten und die Körperfunktionen eines Menschen. Lange Zeit wurde Alkohol wegen seiner beruhigenden Wirkung als Betäubungsmittel benutzt, da er die Schmerzempfindlichkeit erheblich reduziert. Im allgemeinen beeinflussen aber das erste, das zweite und das dritte Glas die Hirnrinde, welche der Ort unserer höheren, geistigen Funktionen ist. Auf dieser ersten Ebene wirkt der Alkohol ebenso auf das retikulär aktivierende System, das unsere Wachsamkeit und unwillkürliche Reaktionen auf unsere Umwelt kontrolliert - zum Beispiel beim Autofahren. Die Gläser drei oder vier oder fünf wirken sich auf den hinteren Teil des Gehirns - das Kleinhirn - aus und greifen in unsere (Muskel-) Bewegungsabläufe ein. Zuerst verlieren wir die Kontrolle über unsere Feinmotorik, anschließend büßen wir viel von unserer Koordination ein. Die Gläser fünf bis sieben wirken auf einen Ort, der Mittelhirn und das limbische System genannt wird, wo solche Funktionen wie Appetit, sexuelle Aktivität und eine Hauptkomponente des Gedächtnisses lokalisiert sind. Im limbischen Areal liegt auch die primitive, emotionale Ausstattung der Menschen: Angst, Furcht, Verteidigung des eigenen Hoheitsgebietes, das Hierarchieverhalten oder die „Hackordnung" und die Sexualfunktion. Hier spielt sich das ab, was den gefühlsduseligen Betrunkenen so liebenswert und rührend erscheinen läßt. Wird dann immer noch weitergetrunken, so trifft das an der tiefsten Stelle des Gehirns, der Medulla, und schädigt das Atemkontrollzentrum. Bei akuter Alkoholüberdosierung setzt das Atemzentrum aus, der Trinker atmet nicht mehr. Trinkt eine Durchschnittsperson diese Alkoholmengen innerhalb von einer oder zwei Stunden, tritt eine Lähmung des zentralen Nervensystems ein. Auf jeden Fall können Alkoholvergiftung und Tod durch schnelles Trinken von einem halben bis zu einem Liter von 50prozentigem Alkohol oder „in einem Zug" zehn bis 16 Dosen Bier auftreten.

Frage Vor kurzem unterzog sich ein Freund von mir, ein seit 30 Jahren nüchterner Alkoholiker, einer schweren Herzoperation. Drei Tage danach begann er Dinge zu sehen und zu hören, die nicht da waren, ähnlich wie damals im Delir, das er vor Jahren nach verlängerten Sauftouren erlitt. Steht diese Reaktion auf die Operation mit jenen alten Sauftagen in Zusammenhang? Nach 30 Jahren Abstinenz?

Antwort Da gibt es einen Zusammenhang. Gelegentlich ist jemand, der in der Vergangenheit das schwere Stadium III des akuten Alkoholentzugssyndroms erlebt hat, was Sie als Delir bezeichnen, anfällig für eine Wiederkehr von manchen Symptomen dieses ehemaligen Zustandes. Das kommt nach großen Operationen oder einem schweren Unfall mit massiver Gewebszertrümmerung vor. Der exakte neurophysiologische Mechanismus dieses Phänomens ist nicht bekannt. Es wird angenommen, daß während der anfänglichen Anfälle eines Delirs eine Hirnschädigung entsteht, die eine Art Gedächtnis verursacht, das nach einem schweren körperlichen Trauma, wie etwa einer großen Operation oder schweren Verletzungen auftaucht. Es ist auch denkbar, daß Medikamente, die während der für die Operation notwendigen Narkose benutzt werden, Nervenpfade ansprechen, die während der Trinkperiode Ihres Freundes stark beansprucht wurden. Diese Art von postoperativem oder posttraumatischem Auftreten ist charakterisiert durch entweder akustische oder optische Halluzinationen oder eine Kombination von beiden, ohne das sehr gefährliche Durcheinander der Körperreaktionen im akuten Delir - rasender Puls, erhöhte Temperatur, hoher Blutdruck und deutliches Zittern. Dieser Zustand ist gewöhnlich mit kleinen Dosen von Beruhigungsmitteln für die kurze Zeit der Halluzinationen einfach zu beherrschen. Es ist von höchster Wichtigkeit bei der Betreuung von OP-Patienten, daß der Chirurg eine sorgfältige Anamnese des Alkoholgebrauchs aufnimmt und dessen letzte Konsequenzen bedenkt (Delir). Auf diese Weise können Ärzte das Wiederauftreten dieses möglicherweise ernsten Zustandes einkalkulieren und eventuell sogar verhüten.

Frage Was meint man mit „weiche Birne“?

Antwort Gute Frage. Der Ausdruck „weiche Birne“ (auf Englisch „wet brain“) ist nicht wissenschaftlich gültig, bezieht sich aber auf das Wernicke-Korsakow-Syndrom. Dieses chronische Hirnsyndrom wird durch lang andauernden Alkoholmißbrauch hervorgerufen und begleitet von einer Trias von Symptomen: (1) psychische Störung; (2) Verwirrung, Schläfrigkeit und Lähmung der Augenbewegungen; und (3) Ataxie oder schwankender Gang. Eine Hauptursache dafür ist ein Mangel an Thiamin (Vitamin B 1) infolge von schwerer Mangelernährung und unzureichender Aufnahme von Nahrung und Vitaminen im Darm, verursacht durch Alkohol. Die Menschen mit „weicher Birne“ verhalten sich sehr ähnlich wie die Opfer der Alzheimerschen Krankheit; symptomatisch sind der Verlust des Kurzzeitgedächtnisses, Desorientiertheit im Hinblick auf Zeit und Ort, Konfusion und Konfabulation, d.h. eingebildete und unwahre Erfahrungen als Wahrheit wiedergebend. Falls die „weiche Birne“ in einem Frühstadium erkannt wird, kann die Infusion von Thiamin (Vitamin Bl) einen gewissen Schutz geben. Eine Besserung des Wernicke-Korsakow-Syndroms ist jedoch unwahrscheinlich; es ist eine der besonders schlimmen Auswirkungen von Alkoholismus.

Frage Ich glaube, daß ich ein mäßiger Trinker bin. Auch meine Familie findet nicht, daß ich ein Alkoholproblem habe. Aber vor drei Wochen war ich mit Freunden zusammen und habe ein paar Gläser mehr als gewöhnlich getrunken und am nächsten Tag war ich nicht in der Lage, mich an irgend etwas vom vorangegangenen Abend zu erinnern.
Meine Frau sagt, daß ich normal wirkte und mich in keiner Weise wie betrunken verhielt. Das beschäftigt mich doch sehr. Ich bin 57 Jahre alt.

Antwort Sie hatten einen Filmriß, eine alkoholbedingte Gedächtnislücke, die zwei Ebenen des Gedächtnisses mit einbezieht. Das Kurzzeit- oder Sofortgedächtnis hält ungefähr 20 Minuten lang an. Während dieser entscheidenden Zeit wird die elektrische Form des Gedächtnisses im Gehirn in das dauerhafte chemische Gedächtnis umgewandelt. Dieses Phänomen wird Kodierung genannt. Alkohol kann in diesen Prozeß eingreifen, und zwar so, daß keinerlei Kurzzeit-Information ins Langzeitgedächtnis gelangt und folglich nicht wieder aufgerufen werden kann, weil es nicht vorhanden ist. Diese Unfähigkeit zur Erinnerung tritt bei Menschen auf, die längere Zeit etwas mehr als gemäßigt getrunken haben. Aber es gibt auch andere Auslöser für diesen furchterregenden psychischen Zustand: Gehirnerschütterung, Elektroschocks und Narkose.

Frage Ungefähr zwölf Stunden nach dem letzten Schluck der beiden letzten Trinkgelage, begann ich jeweils Dinge zu sehen und bedrohliche Stimmen zu hören, von denen ich wußte, daß sie nicht da waren. Die Visionen ließen etwa nach zwölf Stunden nach, aber die Stimmen kommen dann und wann wieder. War das ein Delir? Wird das jetzt jedesmal passieren, wenn ich trinke?

Antwort Nein, das war kein Delir und ja, das wird wahrscheinlich nach einem Trinkexzeß erneut passieren. Dieses Problem, die Alkoholhalluzinose, tritt bei Personen mit langer Trinkgeschichte auf. Warum aber das Gehirn auf diese besondere Weise auf dieses Stadium des Alkoholenzugs antwortet, ist nicht bekannt. Visionen oder Halluzinationen zu haben ist ungewöhnlich und kommt bei einigen ansonsten gesunden Menschen vor, die jedoch seit langem schwere Trinker sind. Glücklicherweise wird diese Reaktion nicht von den schweren körperlichen und psychischen Komplikationen des Delirs begleitet, aber es kann als sehr bedrohlich empfunden werden, akustische oder optische Halluzinationen, selbst sechs Monate nach dem letzten Glas, zu haben.

Frage Worin besteht die Verbindung zwischen posttraumatischer Streßerkrankung (PTSD) und Alkoholismus?

Antwort Ein Ex-Marine-Offizier, der Therapien für Vietnam-Veteranen mit posttraumatischer Streßerkrankung (PTSD) durchführte, berichtet, daß viele von denen, die er behandelt hat, auch ein Problem mit Alkoholmißbrauch haben. PTSD bezieht sich auf die Schar von krankhaften Erscheinungen, die beim Bewußtmachen eines traumatischen Erlebnisses in der Vergangenheit auftreten können. Diese schmerzlichen Erinnerungen können in das Bewußtsein eindringen und bei manchen Personen scheinen sie mit der Zeit sogar lebhafter und stärker zu werden. Die Forschung hat gezeigt, daß bei Versuchspersonen starke physiologische Veränderungen auftreten, sobald die Erinnerungen absichtlich aufgerufen werden. Zu diesen Veränderungen zählen: schneller Puls, Schweißausbrüche, Schwäche und Überreaktionen auf normale Umweltreize. Es scheint keine direkte Verbindung zwischen PTSD und Alkoholismus zu bestehen, außer daß eine Person als Opfer dieser oft lähmenden Störung, exzessiv trinkt, um den Schmerz und die Qual dieser beharrlich und aufdringlich beunruhigenden Erinnerungen zu dämpfen. Wie auch immer, nicht nur, daß das Trinken nicht hilft, sondern es stört die spezifische Psychotherapie, die für die Behandlung von PTSD notwendig ist; die zwei Zustände benötigen eine getrennte Behandlung.

Frage Wenn Alkoholismus eine hohe Todesrate hat, warum wird er dann als eine psychische Erkrankung klassifiziert? Ich dachte, Menschen würden an körperlichen Krankheiten sterben.

Antwort Das tun sie auch, somit kombiniert der Alkohol die Elemente von beiden - einer geistigen und einer körperlichen Krankheit. Im diagnostischen und statistischen Handbuch der psychischen Störungen (DSM-III, Diagnostic and Statistical Manual of Mental Disorders) ist Alkoholismus als eine Störung mit Substanzmißbrauch klassifiziert. Geistige und emotionale Symptome des Alkoholismus existieren, lange bevor ernste körperliche Komplikationen der Erkrankung auftauchen.
Die geistigen Symptome bestehen aus Kontrollverlust (die häufigere Aufnahme größerer Alkoholmengen als beabsichtigt über eine längere Zeit); fortdauerndes Verlangen nach Alkohol (ein oder mehrere mißglückte Versuche, das Trinken zu mäßigen oder zu kontrollieren), kontinuierliches Trinken ungeachtet der ungünstigen sozialen, beruflichen oder rechtlichen

Konsequenzen und häufig Vergiftung oder Entzugssymptome, insbesondere vor anstehenden oder erwarteten verantwortungsvollen Aufgaben bei der Arbeit, in der Schule oder zu Hause. Dies sind alles im Verhalten oder in der Psyche verankerte Symptome; wenn diese durch Behandlung nicht dauerhaft unterbrochen werden, führen sie unwiderruflich zu körperlichen Komplikationen des Alkoholismus. Leberzirrhose, chronischer Abbau der Hirnmasse und andere ernsthafte organische Folgen treten als das Ergebnis von lang andauerndem schwerem Trinken auf, aber der Kern der Erkrankung ist die Ansammlung von Verhaltensmustem, die die geistige Störung Alkoholismus ausmachen. Folgerichtig zielt die Behandlung von Alkoholismus eher auf den Geist als auf irgendein körperliches Organ oder System. Somit sind der Alkoholismus und alle anderen mit Substanzmißbrauch gekoppelten Störungen psychische Störungen, die mit einer hohen Anzahl von körperlichen Komplikationen einhergehen.

Frage Verursacht das Trinken von Alkohol wirklich einen Hirnschaden? So viele Menschen trinken und genießen es, und die Leute, die ich kenne, scheinen nicht das geringste Problem mit Alkohol zu haben.

Antwort Es ist möglich, daß Sie keine Trinker kennen, die Alkoholmißbrauch betreiben. Schnaps, Wein, Bier oder jede andere Art von alkoholischem Getränk führt jedoch zu einem Hirnschaden, natürlich abhängig davon, wie viel, wie regelmäßig und wie lange getrunken wird. Mit der Zeit verursacht Alkohol einen Abbau der Hirnmasse, die in psychologischen Tests mit einer deutlichen Verschlechterung der Problembewältigung, der Wahrnehmung und des Gedächtnisses verbunden ist. Mit anderen Worten schränkt der alkoholische Hirnschaden die Intelligenz ein, sorgt für eine schlechte Auffassung von Gesprochenem oder Geschriebenem und läßt ganz allgemein den Sprachschatz verarmen. Der Hirnschaden ist ausgeprägter bei Alkoholikern mittleren und höheren Alters. Bei Frauen tritt im Computertomogramm (CT) eine Abnormalität des Gehirns bereits nach einer deutlich kürzeren und weniger intensiven Trinkzeit als bei Männern auf. Auch andere alkoholbedingte Organschäden sind bei Frauen früher als bei Männern festzustellen, wie zum Beispiel Lebererkrankungen. Alkoholische Getränke verursachen also immer einen Hirnschaden, abhängig von Trinkmenge und -zeitraum. Mit Sicherheit setzen vier oder mehr Gläser Alkohol täglich, über einen ausgedehnten Zeitraum getrunken, das Hirngewebe dem Risiko einer Schädigung aus.

Der Körper

Alkohol, Medikamente und andere Drogen verwertet der Körper wie jede Substanz, also jedes Nahrungsmittel, das er zu sich nimmt. Manche Stoffe haben eine schädliche Wirkung, vor allem nach Langzeitgebrauch, andere verursachen keinerlei Organschäden. Alles, was der Mensch zu sich nimmt, wird in der Leber verstoffwechselt und schließlich ausgeschieden. Doch über das Blut wird jede Substanz erst einmal durch den ganzen Körper, auch durchs Gehirn transportiert.
Abgesehen vom Gehirn und der Leber sind die vom Alkoholmißbrauch bevorzugt beeinflußten Organe, die Bauchspeicheldrüse, die Speiseröhre, der Magen, die peripheren Nerven und das Blut. Alle abhängig machenden Medikamente regen die neuronalen Wege des Gehirns, die auf „Belohnung und Verlangen“ beruhen, an - und genau darin liegt ihr Abhängigkeitspotential. Langzeitgebrauch von Alkohol und Tabak ist entsprechend für ungefähr 115.000 und 425.000 Todesfälle, und zwar jedes Jahr, in den USA verantwortlich. Der Körper jedoch ist schier unverwüstlich. Wenn einer den Kampf gegen die aktive Sucht überlebt, kann die Enthaltsamkeit zur

annehmbaren oder sogar zur vollkommenen Gesundheit führen. Aber die Genesung von der Abhängigkeit muß grundsätzlich eine gesunde Ernährung und die Behandlung der durch Rauchen und Trinken verursachten Schäden einschließen.

Frage Welchen nahrhaften Nutzen hat Alkohol?

Antwort Alkohol enthält sieben leere Kalorien pro Gramm ohne jeglichen nahrhaften Nutzen. Vielmehr kann Alkohol jedoch die Aufnahme verschiedener Nährstoffe aus anderen Nahrungsmitteln beeinträchtigen. Es scheint, daß durch chronischen Alkoholismus die Aufnahme von Vitamin B und Folsäure über den Darm vermindert wird. Dies geht als Folge einer Leberschädigung und Mangelernährung mit einer Abnahme des Vitamintransportes im Blut, verursacht durch die Verringerung der Bluteiweiße, einher. Die verminderte Aufnahme und Speicherung von Vitamin B im Gewebe kann wie beim Wernicke-Korsakow-Syndrom beim alkoholischen Gehirnschaden eine Rolle spielen. In der Tat ist die Verletzlichkeit des Nervensystems durch Mangelernährung eine bedeutsame Ursache der Nervensystem-Zerstörung bei chronischem Alkoholismus

Frage Was ist eine Alkoholikerleber? Mein Onkel soll an einer Alkoholikerleber gestorben sein.

Antwort Die Leber ist das Organ, welches am meisten in den Stoffwechsel von Alkohol einbezogen ist. Wenn acht Dosen Bier oder entsprechend Wein oder 40%iger Alkohol täglich über einen Zeitraum von acht bis zwölf Monaten getrunken werden, wird eine Entzündung der Leber, die alkoholische Hepatitis, entstehen. Dieser Zustand ist oftmals reversibel, wenn die Person mit dem Trinken aufhört. Mit dem fortgesetz-

ten Trinken jedoch entwickelt sich die alkoholische Hepatitis zu einer Leberzirrhose. Dabei wird das Lebergewebe durch Narbengewebe ersetzt. Die Leberzirrhose ist eine der häufigsten Todesursachen in den USA. Über 67 Prozent der Menschen mit dieser Erkrankung hätten überlebt, wenn sie mit dem Trinken aufgehört hätten. Wer weitertrinkt, stirbt qualvoll an dieser Lebererkrankung oder an einer damit einhergehenden Komplikation.
Die einzig wirksame Behandlung: Enthaltsamkeit vom Alkohol. Einige Menschen sind anfälliger für eine Zirrhose als andere. Frauen sind stärker gefährdet als Männer, eine Lebererkrankung zu entwickeln, obgleich sie geringere Mengen pro Kilogramm Körpergewicht trinken können. Der Arzt stellt die Diagnose einer alkoholisch bedingten Lebererkrankung durch die körperliche Untersuchung, den Bluttest im Labor und die Entnahme einer Lebergewebsprobe fest.

Frage Ich nehme seit Jahren Bluthochdruck-Medikamente. Aber erst seit ich vor neun Monaten mit dem Trinken aufgehört habe, ist mein Blutdruck auf einen normalen Wert gesunken. War der Alkohol die Ursache für meinen hohen Blutdruck?

Antwort Die Ergebnisse von 30 Untersuchungen zeigen übereinstimmend einen bemerkenswerten Anstieg des Blutdrucks bei Leuten, die durchschnittlich drei Standardgetränke am Tag trinken. (MacMahon, S. Ajcohol Consuption and Hypertension. Hypertension 9 (2): 111-121, 1987). Ein Standardgetränk kann eine Dose Bier (0,33 Liter), ein übliches Mixgetränk oder ein Glas Wein (140 ml) sein. Unter den Risikofaktoren für hohen Blutdruck bei Männern steht Alkohol, hinter der Fettleibigkeit, an zweiter Stelle. Verschiedene Studien haben gezeigt, daß bei Männern der Blutdruck sinkt, wenn sie weniger Alkohol trinken. Die medizinischen Folgen von hohem Blutdruck sind Schlaganfall, Herzerkrankungen und andere verwandte Erkrankungen, die alle tödlich sein können. Mit ziemlicher Sicherheit besteht somit ein tödlicher Zusammenhang zwischen Alkohol und Bluthochdruck.

Frage Ich bin 46 Jahre alt und Amateur-Leichtathletin. Da mache ich auch bei Turnieren mit. Ich bin eine genesene Alkoholikerin und blicke bereits auf eine siebenjährige Nüchternheit zurück. Ich habe in den vergangenen Jahren bemerkt, daß meine Ausdauer abgenommen hat. Außerdem komme ich schneller außer Atem als meine Altersgenossinnen. Meine Ärztin sagt, daß mir nichts fehlt. Ich habe ihr allerdings nichts über meine Alkohol-Vergangenheit erzählt, weil ich schon so lange nüchtern bin. Können Sie mir einen Rat geben?

Antwort Sagen Sie ihrer Ärztin Bescheid! Alkohol hat einen bedeutenden Einfluß auf das Herz und andere Muskeln, wenn sich das schwere Trinken über einen längeren Zeitraum erstreckt. Nicht nur, daß das Herz sich vergrößert und der Herzmuskel geschwächt wird, sondern die gesamte Arm- und Beinmuskulatur wird schwächer mit der Zeit.
Studien zeigen, daß Alkohol das Muskelgewebe sowohl bei Männern als auch bei Frauen schädigt, aber weitaus häufiger bei Frauen, mit nur 60 Prozent in ihrem Leben getrunkenen Alkohol und in kürzerer Zeit als bei Männern. Geben Sie Ihrer Ärztin die Möglichkeit, Ihnen bei Ihren Beschwerden behilflich zu sein, indem Sie ihr über Ihr damaliges Trinken erzählen. Nur so hat sie die Möglichkeit, Ihnen zu helfen.

Frage Mein Vater starb kürzlich im Krankenhaus an den Folgen eines Autounfalls, an verschiedenen Verletzungen und einer Blutvergiftung. Der ihn betreuende Arzt behauptet, daß eine der schlimmsten Komplikationen der Zustand seiner Lunge gewesen sei und dies wahrscheinlich der Grund für seinen Tod war. Als Ursache für den Lungenzustand vermutete der Arzt den Alkoholkonsum meines Vaters. Was ist da dran?

Antwort Ihr Vater könnte das sogenannte akute Atemnotsyndrom entwickelt haben, das bei vielen Menschen auf dem Boden einer ernsthaften, bevorstehenden Erkrankung auftritt. Dies kommt weitaus häufiger bei langjährigen Alkoholikern als bei anderen Menschen vor. Und nicht nur, daß dies weitaus häufiger bei Alkoholikern passiert: Wenn es passiert, ist auch die Todesrate höher als bei Menschen, die keinen chronischen Alkoholkonsum hatten (Journal of the American Medical Association, Jan. 3, 1996, Marc Moss et al.»)

Frage Mutter, die 48 Jahre alt ist und fünf bis sechs Gläser Wein pro Tag trinkt, hatte plötzlich starke Schmerzen in ihrer rechten Hüfte. Röntgenaufnahmen haben gezeigt, daß sie, wie der Doktor es ausdrückte, eine Verschlechterung des Hüftgelenks hat. Er meint, dies kommt vom Alkohol. Was meinen Sie dazu?

Antwort Ihre Mutter hat eine Komplikation, die bei 5 bis 10 Prozent der Alkoholiker vorkommt. Diese ist durch eine Verschlechterung des Knochens nahe des Hüftgelenks gekennzeichnet, die durch eine plötzliche Unterbrechung der Blutzufuhr verursacht wird.
Diese Blutzufuhrunterbrechung ist oft durch ein Gerinnsel im Blutgefäß begründet, das die Blutzufuhr zum Oberschenkelknochen behindert oder eine Entzündung der Blutgefäße, die sogenannte Vaskulitis.
Diese Komplikation ist die Folge von schwerem Alkoholgebrauch und wird avaskuläre Nekrose genannt. In schweren Fällen muß das Hüftgelenk künstlich ersetzt werden. Sollte Ihre Mutter weitertrinken, wird sie schon bald auch Probleme mit ihren Knie- und Schultergelenken bekommen.

Frage Ich hörte, wenn man lange genug und in größeren Mengen Alkohol trinkt, daß dies eine verweiblichende Wirkung auf den Mann hat. Ist das wahr oder nicht?

Antwort Das ist wahr. Aber was Sie vermutlich nicht wissen, ist, daß dies durch einen Leberschaden hervorgerufen wird. Nach einigen Jahren schweren Trinkens und oft nach dem Erleiden wiederholter Anfälle von alkoholbedingter Hepatitis und der unvermeidlichen Leberzirrhose, kommt es bei Männern zur alkoholbedingten Schädigung des Hodengewebes. Der Grund dafür ist die Abnahme von Testosteron im Blut. Letztendlich führt diese Kombination aus zwei Gewebsschädigungen zu einer Zunahme des gefäßlos zirkulierenden weiblichen Hormons aus den natürlichen Beständen in der geschädigten Leber und zu einem Überschuss des weiblichen Geschlechtshormons Östrogen (Hyperöstrogenismus) sowie durch die Verminderung des zirkulierenden männlichen Hormons zu einem Mangel des männlichen Geschlechtshormons (Hypoandrogenismus). Der verweiblichende Effekt dieser Erkrankung kann sich im Verlust der Brust- und Ganzkörperbehaarung, im Verlust der Barthaare und in der Entwicklung einer Brust äußern.

Frage Ich bin 57 Jahre alt und Geschäftsführer im Ruhestand. Ich war mein ganzes Leben lang ein Gesellschaftstrinker, aber seit meiner Pensionierung habe ich mein Trinken auf etwa eine halbe Flasche Wodka pro Tag erhöht. Seit über drei Monaten bemerke ich eine Art von Taubheitsgefühl in meinem Fuß. Kommt das vom Alkohol? Mein Doktor sagt, es wäre so.

Antwort Ihr Arzt hat wohl recht. Alkohol hat eine unmittelbar giftige Wirkung auf die Nervenfasern in Beinen und Armen. Alkohol kann die Ursache für die Zerstörung der

Nervenfaserumhüllung sein, so daß der Nerv von Hand und Fuß in Richtung Oberarm und Oberschenkel „abstirbt", begleitet vom Verlust der Empfindlichkeit in den Händen und Füßen. Ebenso sind ein schmerzender Fuß und die Schwächung der Oberschenkelmuskulatur ein Teil der Folgen dieser alkoholbedingten Polyneuropathie. Infolge dieser Erkrankung können auch übermäßiges Schwitzen im Gesicht und im Nacken auftreten. Über zehn Prozent der Alkoholiker im Krankenhaus haben solche Probleme, die sich mit der Abstinenz, wenn auch sehr langsam, bessern. Die Ursache ist der Alkohol selbst, die Behandlung - kein Alkohol.

Frage Mein Ehemann war bis vor drei Monaten, als er sehr krank wurde, ein harter Trinker. Er wurde an die Blutwäsche angeschlossen, weil seine Nieren versagt haben. Der Doktor sagt, dies wurde durch die Wirkung des Alkohols auf seine Muskeln verursacht. Können Sie das erklären?

Antwort Dieser Zustand wurde wahrscheinlich durch die alkoholische Rhabdomyolyse hervorgerufen, welche ihren Ursprung in der Wirkung des Alkohols auf das Muskelgewebe hat. Wenn der Muskel auf diese Weise kaputt geht, wird ein Eiweißstoff, den man Myoglobin nennt, freigesetzt, welcher eine giftige Muskelzerfallwirkung auf die Nieren hat und Ursache des Nierenversagens ist. Diese ziemlich seltene Erkrankung kann sich manchmal auch ohne Behandlung zurückbilden; sie wird sich aber mit fortgesetztem Trinken wiederholen.

Frage Ich wurde wegen Brustkrebs operiert. Die Ärzte glauben, daß sie das ganze Geschwür entfernt hätten, dennoch haben sie mir eine Chemotherapie als Vorsichtsmaßnahme empfohlen. Darf ich dennoch ab und zu ein Gläschen trinken? Ich habe kein Alkoholproblem.

Antwort Doch, da ist ein sehr überzeugender Anlaß, warum Sie keinen Alkohol mehr trinken sollten. Vor kurzem haben Berichte gezeigt, daß das Krebswachstum größer ist, wenn man Tieren Alkohol (entsprechend beim Menschen vier oder fünf Gläser pro Tag) zu trinken gibt, als bei Tieren mit Krebs, die nicht dem Alkohol ausgesetzt werden (Alcohol and Cancer: Alcohol Alert. National Institute of Alcohol and Alcohol Abuse) Alkohol unterdrückt das Immunsystem und die Fähigkeit unserer natürlichen Killerzellen, den Krebs zu zerstören. Diese Zellen sind eine der wesentlichsten Verteidigungen des Körpers gegen den Krebs.
Ich denke nicht, daß einige Gläser das Risiko wert sind, daß der Krebs wieder auftritt.

Frage Mein 21 Jahre alter Sohn ist normalerweise still und freundlich und hatte niemals irgendwelchen Ärger. Bis vor einem Jahr hat er nie Alkohol getrunken. Jetzt handelt er sich immer Ärger ein, wenn er trinkt. Obwohl er und seine Freunde mir erzählten, daß er nur ein oder zwei Drinks getrunken hatte, wurde mein Sohn gewalttätig, zettelte Prügeleien an und versetzte andere Menschen in Panik. Er sagt, er wolle nicht mehr weiter trinken, weil ihn vor zwei Wochen die Polizei kontrolliert hatte. Ist der Alkohol der Grund für seine Verhaltensänderung?

Antwort Ihr Sohn hat wahrscheinlich die relativ seltene Erkrankung, die man als pathologische Intoxikation bezeichnet, bei der Alkohol eine paradoxe Wirkung zeigt, indem er eher erregt als beruhigt. Menschen, die von dieser Störung betroffen sind, zeigen ausgeprägte Aggressivität mit Angriffsverhalten und Zerstörungswut, nachdem sie nur geringe Mengen Alkohol getrunken haben. Feindseligkeit, Wut und Gewaltausbrüche gegen andere, begleitet von einer Gedächtnislücke über das Geschehene stimmen mit der Diagnose einer pathologischen Intoxikation überein. Das einzige Rezept dagegen ist die absolute Enthaltsamkeit vom Alkoholkonsum.

Frage Wenn ich Alkohol trinke, bekomme ich Bauchschmerzen. Der Arzt in der Notfallaufnahme sagte, daß ich wahrscheinlich Pankreatitis hätte. Was ist das?

Antwort Das Pankreas ist eine Drüse im Oberbauch hinter dem Magen. Es werden dort Verdauungsenzyme und Insulin gebildet. Plötzliche Anfälle von Oberbauchschmerzen infolge Pankreatitis, die nach Alkoholgenuß auftritt, können immer schwerer werden. Die Bauchspeicheldrüsenentzündung hat eine Sterblichkeitsrate bis zu 30 Prozent. Dieser Zustand kann chronisch werden - mit mangelnder Bildung der Verdauungsenzyme, des Insulins und Ausbildung eines Diabetes mellitus. Die Behandlung besteht selbstverständlich in der Alkoholabstinenz.

Frage Gibt es außer Leber- und Hirnschaden andere körperliche Folgen des schweren Trinkens?

Antwort Diese beiden sollten ausreichend sein, doch bevor diese zwei entstehen gibt es eine ganze Reihe von Störungen, die bei chronischem Alkoholkonsum auftreten: Dupuytren'sche Kontraktur, d.h. eine Verkürzung der Sehnen am Unterarm; aseptische Nekrose der Hüfte, d.h. eine Unterbrechung der Blutzufuhr zum Oberschenkelknochenkopf, hoher Blutdruck; Wochenendherz, d.h. Vorhofflimmern - eine ausgeprägte Unregelmäßigkeit des Herzrhythmus; gefährlich erniedrigte Kaliumkonzentrationen bei Einnahme harntreibender Mittel; krankhafte Veränderungen der Magenschleimhaut, die vierundzwanzig Monate brauchen um abzuheilen; Pankreatitis (75 Prozent der Fälle haben mit chronischem Trinken zu tun);

schwerer Durchfall infolge von Folsäure-Mangel.
Die meisten Zustände werden wie separate und eigenständige Erkrankungen behandelt, in Wirklichkeit sind sie jedoch alkoholbedingt.

Frage Meine langjährige Freundin (sie ist 55 Jahre alt) ist Alkoholikerin seit mindestens 35 Jahren. Sie schnüffelt auch „Speed" und konsumiert verschiedene Medikamente und andere Drogen. Vor rund sechs Monaten hat sich ihre Netzhaut im linken Auge abgelöst und nun besteht auch für das rechte Auge die Gefahr eines Netzhautabrisses. Meine Frage ist folgende: Sind all diese Jahre des Alkohol und Drogenmißbrauchs, begleitet durch tägliche Tamoxifen-Einnahme, die Ursache für das Augenleiden?

Antwort Ein langjähriger Alkoholkonsum führt häufig zur toxischen Amblyopie, den Verlust der Sehschärfe beider Augen. Eine Augenmuskellähmung ist eine andere Folge des chronischen Alkoholkonsums. Den beiden Zuständen liegt vermutlich ein Vitamin B1 Mangel zugrunde. Weder vom Tamoxifen, das gegen Brustkrebs angewandt wird, noch von Amphetaminen oder anderen Formen von „Speed" ist bekannt, daß sie eine Netzhautablösung hervorrufen.
Hat ihre Freundin erwogen, sich einer Behandlung wegen Alkoholismus zu unterziehen? Aufgrund ihrer Vorgeschichte erscheint ihr Alkoholproblem behandlungsbedürftig.

Frage Seit dreieinhalb Jahren genese ich mit den AA. Ich bin auch magersüchtig. Ist da ein Zusammenhang zwischen Alkoholismus und Magersucht sowie Bulimie?

Antwort Es gibt einen erwiesenen Zusammenhang zwischen Eßstörungen und Alkoholmißbrauch bei Frauen. Eine Studie

(Goldbloom. British Journal of Addiction 87,1992) an zwei Gruppen erwachsener Frauen, die sich entweder wegen Alkoholismus oder Eßstörung in der Behandlung befanden, zeigt, daß 30% der Frauen im Behandlungsprogramm für Alkoholismus die diagnostischen Kriterien für eine Eßstörung aufwiesen wohingegen 26,9% der Frauen im Eßstörungsprogramm die Kriterien für Alkoholabhängigkeit erfüllten. Diese Häufigkeiten übertreffen die allgemeine Norm in der Bevölkerung. Der Grund für das häufige gemeinsame Auftreten ist unbekannt und jede einzelne Erkrankung benötigt eine andere Form der Behandlung. Ich würde sagen, Sie sollten Ihren Arzt aufsuchen und in erster Linie Ihre Magersucht behandeln lassen, da Sie schon bei den AA sind. Es ist auch sehr wichtig, daß Sie Ihrem Arzt über Ihr vergangenes Trinken und Ihr Genesungsprogramm erzählen.

Frage Mein Arzt rät mir, wegen Gastritis mit dem Trinken aufzuhören. Ist das Trinken der Grund für die Gastritis?

Antwort Ja, und wie die Gründlichkeit Ihres Arztes gezeigt hat, ist Ihre Gastritis ganz sicher die Folge Ihres Trinkens. Gastritis ist eine Entzündung der Magenschleimhaut, die gewöhnlich in Folge der Reizung der Magenschleimhaut entsteht - vor allem auch durch Alkohol. Die Entzündung geht mit Blutungen der Magenschleimhaut einher, und mit einer großen Anzahl an Blutungen, die von kleinen, aber konstanten, bis hin zu großen Blutverlusten variieren können.
Bei Abstinenz kann sich die Magenschleimhaut nach rund sechs Monaten wieder erholt haben und normal weiter funktionieren. Das Trinken in solchem Ausmaß, daß Sie eine Gastritis entwickelt haben, läßt darauf schließen, daß Sie einige Hilfe benötigen, um mit dem Trinken aufzuhören und noch wichtiger, daß Sie auch dabei bleiben.
Überlegen Sie sich, ob Sie die AA kontaktieren wollen.

Frage Können vier bis fünf Drinks am Tag eine Anämie hervorrufen?

Antwort Ja, wenn man über eine lange Zeit trinkt. Es ist bekannt, daß Alkohol die Aufnahme von Eisen hemmt, welches zur Bildung der roten Blutkörperchen im Knochenmark benötigt wird.
Darüber hinaus wird chronischer Alkoholmißbrauch normalerweise von Blutungen im Magen-Darm-Trakt begleitet, wobei ebenfalls Eisen verlorengeht und dadurch nicht mehr für eine Wiederverwertung für neue rote Blutkörperchen zur Verfügung steht.
Eine schlechte Ernährung, die bei chronischer Alkoholabhängigkeit nicht ungewöhnlich ist, kann zu einer ungenügenden Eisenzufuhr führen. Das Ergebnis ist eine Mangeleisenanämie. Außerdem kann Alkohol die Aufnahme von Vitamin B und Folat im Dünndarm stören.
Diese beiden Stoffe sind unentbehrlich für die Bildung der roten Blutkörperchen. Chronischer Alkoholgebrauch beeinträchtigt auch andere Blutfunktionen, wie die Fähigkeit der weißen Blutkörperchen, den Körper vor Infektionen zu schützen und die Bildung von Blutplättchen im Knochenmark, die eine wichtige Rolle im Blutgerinnungs- und Wundheilungsprozeß spielen.

Frage Als ich vor kurzem um 6.30 Uhr in der Früh zur Arbeit fuhr, wurde ich bei einer Polizeikontrolle wegen Trunkenheit am Steuer belangt. Die Polizei sagte mir, daß mein Blutalkoholspiegel oberhalb der erlaubten Promillegrenze lag. In der Nacht zuvor war ich auf einer Party, wo ich eine Menge Alkohol trank, allerdings hatte ich meinen letzten Drink um 2.30 Uhr. Anschließend schlief ich und aß zum Frühstück. Kann ich da immer noch so viel Alkohol im Blut gehabt haben?

Antwort Ja, das ist gut möglich. Nehmen wir an, daß „eine Menge Alkohol" sich auf zehn oder mehr Drinks über einen Zeitraum von vier Stunden belief. Da der Körper den Alkohol mit einer Geschwindigkeitsrate von einem Drink in der Stunde verarbeitet, hatten Sie um 6.30 Uhr bestimmt noch ein Promille Alkohol im Blut. Vor 12 Uhr mittags wären Sie nie nüchtern gewesen Die Tatsache, daß Sie zwischen der Party und Ihrer Fahrt zur Arbeit geschlafen und gegessen haben, hat keinerlei Auswirkung auf die Geschwindigkeitsrate, mit der Ihr Körper den Alkohol verarbeitet und ausscheidet.

Frage Hat das Trinken irgendeinen negativen Einfluß auf einen insulinabhängigen Diabetiker?

Antwort Im Zusammenhang mit all den anderen Organschädigungen, die bei jedermann auftreten können, der eine Zeitlang große Mengen Alkohol konsumiert, haben Diabetiker einen zusätzlichen Grund, weshalb sie sich Sorgen machen sollten. Wenn ein Diabetiker viel trinkt und zur gleichen Zeit nicht ißt, werden die natürlichen Glukose- bzw. Zuckerspeicher in der Leber aufgebraucht. Wenn der Diabetiker dann seine übliche Dosis Insulin spritzt, wird also folglich der bereits verminderte Blutzuckerspiegel weiter gesenkt und der Diabetiker kann in ein tiefes oder sogar tödliches Koma fallen. Dieser Zustand wird als alkoholische Hypoglykämie bezeichnet. Diabetiker, die Alkohol trinken, müssen ihre Leberglykogenspeicher durch regelmäßiges Essen aufrechterhalten, da sonst der Alkohol die Glykogenbildung hemmt.

Frage Seit den vergangenen fünf Monaten bekomme ich nach einigen Gläsern Alkohol Magenschmerzen, die über ein paar Stunden anhalten. Wenn ich keine alkoholischen

Getränke trinke, habe ich keine Beschwerden. Ich bin seit Jahren ein ziemlich schwerer Trinker, aber ich denke nicht, daß dies ein Problem ist.
Jetzt bekomme ich aber schon nach zwei Gläsern diese Schmerzen. Was ist mit mir los?

Antwort Ihr Körper warnt Sie, daß Sie etwas gegen Ihre Trinkgewohnheiten tun müssen. Es ist möglich, ja sogar wahrscheinlich, daß von jetzt an jederzeit, wenn Sie Alkohol trinken, diese quälenden Symptome wieder auftreten. Ihre Schmerzen können verschiedene Ursachen haben. Der wahrscheinlichste Grund wäre eine alkoholische Gastritis, eine durch den Alkohol hervorgerufene Entzündung der Magenschleimhaut. Die Symptome sind Übelkeit, Erbrechen und Blutungen. Bei Abstinenz heilt diese Entzündung innerhalb von drei Monaten ab.
Eine andere„ eher seltene Erkrankung ist die Pankreatitis, eine Entzündung der Bauchspeicheldrüse, die im oberen Bauchraum liegt und lebenswichtige Stoffe, wie das Insulin, produziert.
Eine alkoholische Pankreatitis kann sich durch wiederholte akute Anfälle in Folge des Alkoholgebrauches weiterentwickeln - zu einem Zustand, den man chronische rezidivierende Pankreatitis nennt. Alkohol ist ursächlich an einem Drittel aller Pankreatitis-Fälle beteiligt.
Gallensteine verursachen ein weiteres Drittel und das letzte Drittel der Fälle wird durch Viren, Arzneimittel oder Verletzungen hervorgerufen. Die meisten Menschen mit dieser Erkrankung sollten das Trinken dauerhaft aufgeben, alleine aufgrund der Tatsache, daß sie die Wirkung von „nur ein paar Gläsern“ nicht vertragen. Suchen Sie Ihren Arzt auf, um herauszufinden, woran Sie genau leiden.
Es gibt nämlich ebenfalls andere Störungen, die diese Symptome hervorrufen können und welche nicht auf den Alkoholkonsum zurückzuführen sind.

Frage Ich hatte eine Blutung aus meinen Krampfadern in der Speiseröhre. Mein Arzt sagt, daß das Platzen der Blutgefäße mit der alkoholbedingten Leberzirrhose verbunden wäre. Kann man sich davon erholen?

Antwort Ihr Doktor hat Ihnen zweifelsohne gesagt, daß das Wichtigste in Ihrem Leben und für Ihr Überleben eine sofortige Abstinenz ist. Sollten Sie weiterhin trinken, werden Sie letztendlich den Folgen der Lebererkrankung erliegen. Ich empfehle Ihnen dringend, die Anonymen Alkoholiker anzurufen, wo Sie eine Hilfe bekommen, um nüchtern zu bleiben und wo Sie möglicherweise sogar ein paar Überlebende einer Varikosenblutung der Speiseröhre treffen.

Frage Gibt es einen Zusammenhang zwischen Brustkrebs und Alkohol?

Antwort Es scheint einen Zusammenhang zu geben.
Eine neuere statistische Analyse einer Reihe von Studien (A leoliol Health aiid Research World 16 (3): 223-229, 1992) legt nahe, daß Brustkrebshäufigkeit mit dem ansteigenden Alkoholkonsum proportional zunimmt.
Der durchschnittliche Anstieg des Brustkrebsrisikos beträgt mit jedem getrunkenen Glas täglich etwa zehn Prozent. Wenn Sie also täglich zwei Drinks über eine längere Zeit zu sich nehmen, erhöht sich Ihr Risiko Brustkrebs zu bekommen auf 20 Prozent. Experimente zeigen, daß Frauen, die täglich trinken, nach drei Monaten erhöhte Östrogenserumspiegel, ähnlich wie in der Zeit des Eisprungs, haben.
Dieser Zusammenhang zwischen Alkohol und dem Hormon Östrogen fügt sich in die vorherrschende Meinung darüber, wie Brustkrebs entsteht, wobei erhöhte Östrogenserumspiegel die Entstehung des Brustkrebses begünstigen sollen.

Frage Verhindern ein paar Drinks pro Tag einen Herzanfall?

Antwort Die Behauptungen, daß Trinker von „mäßigen Mengen" Alkohol, üblicherweise ein bis zwei Gläser pro Tag, eine niedrigere Todesrate infolge Gefäß- und Herzerkrankungen im Vergleich zu Nichttrinkem aufweisen, werden widersprüchlich diskutiert. Die mögliche vorbeugende Wirkung von zwei Drinks bezieht sich auf den Anstieg der Hochdensitätslipoproteine (HDL) und die Datenlage spricht dafür, daß das Verhältnis zwischen der Konzentration von Cholesterin, gebunden an HDL, und der Häufigkeit der koronaren Arterienkrankheit umgekehrt proportional ist (Farci, G., et al. Alcohol and Mortality in the Italian Rural Cohorts of the Seven Countries Study. International Journal of Epidemiology 21(1): 74-81, 1992).
Obwohl ein gesundheitlicher Aspekt durch eine kleine tägliche Menge Alkohol verbessert werden könnte, könnten andere Aspekte verschlimmert werden. Zum Beispiel zeigte eine Studie, daß ein Drink pro Tag das Risiko einer Herzattacke erniedrigte, auf der anderen Seite aber das Risiko eines blutigen Schlaganfalls bei Frauen erhöhte.
Eine andere Studie zeigte, daß Frauen, die einen halben Drink am Tag zu sich nahmen, einen 30%-igen Anstieg des relativen Risikos für Brustkrebs hatten, während jene Frauen, die mehr als einen Drink zu sich nahmen, der Brustkrebsgefahr um 50% höher ausgesetzt waren (Stampfer, M.J., et al. A Perspective Study of Moderate Alcohol Consumption and the Risk of Coronary Disease and Stroke in Women. N(-,ii, England Journal of Medicine 319(5): 267-273). In jedem Fall würde man Alkohol, ganz gleich in welcher Menge, als eine vorbeugende Maßnahme bei koronarer Herzerkrankung nicht verschreiben.

Frage Nimmt man zu, wenn man Bier trinkt?

Antwort Ja, aber auch das Trinken von anderen alkoholischen Getränken führt zur Gewichtszunahme. Untersuchungen zeigen, daß der Alkohol die Verbrennungsgeschwindigkeit von Fett um mindestens ein Drittel senkt. Jedermann, der täglich sechs Bier trinkt, verändert seinen Stoffwechsel dahingehend, daß das Fett, das normalerweise verbrannt und verschwunden wäre, sich an Hüften, Oberschenkeln und Bauch festsetzt. Aber wie jemand sagte: „Es ist der Alkohol im Bier, der den Speck macht".

Frage Hat LSD irgendwelche schlimme Wirkungen auf den Körper?

Antwort Nein, aber sicher hat das LSD nachteilige Wirkung auf das Denken. Was das Ganze noch schlimmer macht: Wir haben keine klare Vorstellung davon, warum das „Einwerfen von Acid" auf die Psyche derart wirkt, wie wir das beobachten. Die verworrenen psychischen Reaktionen auf die potente Droge sagen uns, daß LSD auf der höchsten Ebene der Hirnfunktionen wirkt. Die sichere Überzeugung der LSD-Konsumenten, die intensive Enthüllungen oder Einsichten erfahren, welche wenig Sinn für jemanden sonst außer eben der LSD-Konsumenten machen, legt nahe, daß der Konsument mit Verrücktheit herumspielt. LSD-Konsumenten berichten auch vom gesteigerten Bewußtsein tiefer, philosophischer Durchbruchsgedanken. Dennoch gibt es Berichte über eine kontinuierliche Beeinträchtigung der psychischen Funktionen nach Gebrauch der Droge.
Sogenannte „Flashbacks", d.h. spontane Wiederkehr des mentalen Zustandes wie während des LSD-Trips ohne jegliche Droge, weisen auf eine mögliche dauerhafte Wirkung der Droge hin. Obwohl LSD mit fortgesetztem Gebrauch keine

körperliche Abhängigkeit hervorruft, entwickelt sich eine psychische Abhängigkeit. Darüber hinaus ist es zu Todesfällen während der LSD-Trips als Folge irrationalen Verhaltens im Rausch gekommen.

Frage Ich bin ein 32jähriger Asiate und trinke drei bis vier Bier am Tag. Danach wird mein Gesicht feuerrot und brennt. Was ist die Ursache? Kann etwas dagegen - außer einer Nichttrinkperiode getan werden?

Antwort „Nichttrinkperiode" ist der Weg, um ein feuerrotes Gesicht nach ein paar Bier oder anderen alkoholischen Getränken zu vermeiden. Bei Menschen, die rot werden und deren Haut im Gesicht brennt, fehlt ein bestimmtes Enzym in der Leber, welches für den vollständigen Abbau des Alkohols benötigt wird. Normalerweise passiert der Alkohol den Mund, Magen und Dünndarm und gelangt in die Leber.
Die Leber baut Alkohol mit einer Geschwindigkeitsrate von einem Drink in der Stunde ab - nicht schneller und nicht langsamer. Bei diesem Vorgang wird Alkohol zu Acetaldehyd, das sofort weiter abgebaut und vom Körper verwertet wird. Bei manchen Menschen, einschließlich der meisten Asiaten, fehlt dieses Enzym für den Abbau von Acetaldehyd (LSD), das nun im Körper zirkuliert und eine Reihe von unangenehmen Gefühlen verursacht.
Es gibt ein Medikament, Disulfiram, das solche Symptome hervorruft und Menschen verabreicht wird, die das Trinken gänzlich aufgeben möchten. Wenn jemand diese Pille regelmäßig einnimmt und Alkohol trinkt, dann wird er ein feuerrotes Gesicht, brennende Haut und häufig ein erschreckendes Herzrasen bekommen. Bislang ist nichts bekannt, was den Leberstoffwechsel von Alkohol ändern könnte und somit ist das Trinken es nicht wert. Ich muß auch hinzufügen, daß es nicht normal ist, trinken zu müssen.

Frage Kann Alkohol Probleme beim Sex verursachen?

Antwort Ja. Alkohol hat sowohl eine direkte als auch indirekte schädigende Wirkung auf die Hoden. Als Folge eines bereits lange andauernden Alkoholmißbrauchs beim Mann sinkt die Menge an männlichen Geschlechtshormonen im Körper, es werden immer weniger Spermien produziert, der Mann wird impotent - dies wird als relative Sterilität bezeichnet. Darüber hinaus kann langjähriger Alkoholmißbrauch, begleitet von erniedrigten Testosteronwerten im Blut, zu weiblichen Merkmalen beim Mann führen. Diese sind: Verlust der Gesichts- und Körperbehaarung, Brüste weiblicher Form und Abnahme der Muskelmasse. Den Veränderungen liegt ein relativer Anstieg der Östrogene, d.h. der weiblichen Hormone in der Leber, zugrunde. Sogar ein kurzzeitiger exzessiver Alkoholkonsum kann zeitweilig den Testosteronspiegel senken, wohingegen ein langes, exzessives Trinken einen irreparablen Schaden hervorruft. Bei schwangeren Frauen kann ausgiebiges Trinken tiefgehende, nachteilige Wirkungen auf den Fötus haben. Alkohol kann die Funktion der Eierstöcke beeinflussen und somit zu einer Störung des Menstruationszyklus führen

Frage Welche Wirkung hat das Essen auf den Alkoholkonsum?

Antwort Das Trinken von Alkohol auf leeren Magen erhöht den Blutalkoholspiegel innerhalb der ersten Stunde. Wenn einer die gleiche Menge Alkohol eine oder zwei Stunden nach einer üblichen Mahlzeit trinkt, steigt der Alkoholspiegel viel langsamer und erreicht nie den Wert wie auf leeren Magen getrunken. Der Körper nimmt Alkohol langsamer auf, wenn sich im Magen Nahrung befindet. Insbesondere fettes Essen hemmt die Alkoholaufnahme stärker als Eiweiß oder Kohlehydrate, weil es länger verdaut werden muß.

Grundsätzlich sollte Alkohol nie auf leeren Magen getrunken werden, da er sonst sehr schnell in den Blutkreislauf gelangt und eine viel intensivere Wirkung auf das Gehirn hat.

Frage Ich fahre gerne und oft Ski. Welche Wirkung hat Alkohol bei extremer Kälte?

Antwort Unverdientermaßen genießt Alkohol den Ruf, bei Kälte für das Aufwärmen nützlich zu sein. Das Gegenteil trifft zu. Alkohol erhöht tatsächlich die Hautdurchblutung. Aber genau dadurch kühlt der Körper schneller aus, obwohl sich der Alkoholtrinkende wohliger fühlt. Es gibt Beweise, daß Alkohol in großen Mengen das Zentrum der Wärmeregulation im Gehirn beeinträchtigt. Deswegen wird auf die Unterkühlung nicht reagiert. Alkohol ist ohne jeden Zweifel gefährlich, wenn jemand extremer Kälte ausgesetzt ist.

Frage Ich bin 22 Jahre alt und hatte schon immer Gewichtsprobleme. Wenn ich mich an eine strenge Diät halte, geht mein Gewicht zwar zurück, aber ich trinke dann mehr. Und deswegen fühle ich mich dann wieder genauso schlecht, als hätte ich noch Übergewicht. Gibt es einen Zusammenhang zwischen Diät und Alkohol?

Antwort Es scheint so. In den letzten zwanzig Jahren haben Wissenschaftler herausgefunden, daß Patienten mit Eßstörungen, insbesondere Bulimie, häufig an Alkoholmißbrauch oder Alkoholabhängigkeit leiden. Studien belegen: Je strenger die Diät, um so häufiger wird Alkohol konsumiert. Der Schweregrad des Hungerns korreliert nicht nur mit dem Alkoholgebrauch, sondern auch mit der Häufigkeit von Blackouts und anderen negativen Folgen des ausgiebigen Trinkens. Was also lange als Verdacht im Raum gestanden hatte, wurde jetzt durch die Wissenschaft bestätigt: Es gibt einen Zusammenhang zwischen Eßstörungen mit ausgeprägtem Hungern und Alkohomißbrauch oder -abhängigkeit (Psychiatric Times, 2/93).

Alter und Geschlecht

Die Abhängigkeit von Alkohol und anderen Drogen hält sich weder an Alter noch an Geschlecht. Blickt man auf einen Querschnitt der Bevölkerung, so lassen sich die folgenden Unterschiede in einzelnen Altersgruppen feststellen:
Am häufigsten kommt Alkoholismus bei Menschen um 45 Jahre vor, die Häufigkeit der Alkoholiker nimmt dann wieder ab, um in der Gruppe der ab 60jährigen wieder sprunghaft anzusteigen. Außerdem sind von der Erkrankung mehr Männer als Frauen betroffen. Junge Menschen neigen zu Cocktails aus Drogen und Alkohol. Ältere Abhängige konsumieren hauptsächlich Alkohol, manchmal aber auch oder zusätzlich Tabletten und andere starke Medikamente. Deshalb ist es sinnvoll, sich genau vor Augen zu führen, mit welchen körperlichen, psychischen und emotionalen Besonderheiten eines Betroffenen man zu tun hat.

Die Senioren

Frage Ich bin 68 Jahre alt und seit Jahren gönne ich mir ein oder zwei Gläser Wein zum Abendessen, es scheint allerdings, daß der Wein im vergangenen halben Jahr zunehmend eine stärkere Wirkung entfaltet als früher. Hat das mit meinem Alter zu tun?

Antwort Ihr Alter hat wahrscheinlich mit der erhöhten Empfindlichkeit gegenüber dem Alkohol am meisten zu tun. Mit zunehmendem Alter, insbesondere jenseits 65, verliert der

Körper an Wasser und das bedeutet, daß für eine bestimmte Alkoholmenge die Alkoholkonzentration im Blut im Vergleich zu den jungen Jahren höher liegt.
Darüber hinaus trägt der langsamere Abbau vom Alkohol zu höheren Blutalkoholkonzentrationen bei. Falls Sie noch irgendwelche Medikamente, insbesondere Schlaf- und Beruhigungsmittel, zusammen mit Alkohol einnehmen, kann dies die Wirkung von Alkohol verstärken.

Frage Mein Vater ist 67 Jahre alt und seit dem vergangenen Jahr vergeßlicher geworden. Außerdem scheint sich sein ganzes Wesen zu verändern. Aus einer Mücke macht er einen Elefanten und ist die meiste Zeit gereizt. Er ist früher immer freundlich und offen gewesen. Nun will er nur noch in Ruhe gelassen werden. Er sagt, daß wir ein Komplott schmieden, ihn in ein Altenheim stecken zu wollen.
Endlich ist es uns gelungen, ihn unter dem Vorwand, er solle sich wenigstens der Vorsorgeuntersuchung unterziehen, zum Arztbesuch zu bewegen. Der Arzt sagte, daß seine Leber vergrößert war, unser Vater ansonsten aber in guter körperlicher Verfassung sei. Mein Vater leugnete, je viel getrunken zu haben und sagte, daß er nur hin und wieder ein Glas Wein trinken würde. Der Arzt erklärte uns, meiner Mutter, meiner Schwester und mir, diese Verhaltensänderung würde sehr für die Alzheimersche Krankheit sprechen. Als wir dem Doktor sagten, daß mein Vater eine Viertelflasche Bourbon pro Tag trinkt, meinte er, daß dies zwar die Vergrößerung der Leber erklären würde, aber die kleine Menge könnte nicht für die Verhaltensänderung verantwortlich gemacht werden. Bitte sagen Sie uns Ihre Meinung darüber.

Antwort Eine Viertel Flasche Whisky täglich macht über einen Liter Whisky in der Woche. Das ist eine ganze Menge Alkohol für einen 67jährigen. Ältere Menschen verlieren ihre

Alkoholtoleranz, so daß bereits viel kleinere Alkoholmengen zu einer Hirnschädigung führen können. Bis zu zehn Prozent der Menschen mit der Diagnose Alzheimer leiden eigentlich - laut einer Untersuchung (Iber, F.L.. University of Maryland) - an den Folgen von Alkoholismus. Die Symptome der Alzheimerschen Krankheit sind von den Erscheinungszeichen des chronischen Trinkens bei manchen älteren Menschen nicht unterscheidbar. Der riesige Unterschied zwischen den beiden Zuständen ist, daß der Hirnschaden bei chronischem Alkoholkonsum zu stoppen oder sogar reversibel ist, bei Alzheimer nicht. Um tatsächlich herauszufinden, was mit Ihrem Vater los ist, sollten Sie ihn zur vollständigen und dauerhaften Aufgabe des Trinkens bringen.
Dies wird vermutlich Ihre ganze Überzeugungskraft erfordern, wird sich aber lohnen. Die oben erwähnte Untersuchung zeigt, daß das Gehirn von älteren Menschen etwa zwei Monate braucht, um sich zu erholen. Übrigens, wenn Ihr Vater zu trinken aufhört, wird sich auf jeden Fall sein Leberzustand verbessern. Ich möchte Ihnen dringend raten, bei Ihren Interventionsmaßnahmen eine Behandlung zu berücksichtigen. Ihr Vater wird alle Kräfte, die er hat, brauchen, um abstinent durch die Behandlung zu gehen, welche möglicherweise mit einer Entgiftung beginnen muß.

Frage Können Vitamintabletten jemanden, der fast täglich trinkt, vor Schäden bewahren? Mein Vater behauptet, Trinken würde ihm nicht schaden, weil er Vitamine einnimmt. Er ist 72 Jahre alt und betrinkt sich mindestens zweimal in der Woche, wobei er dazu inzwischen viel weniger Alkohol als früher braucht.

Antwort Trinkt jemand über Jahre hinweg, so ist die Vitaminaufnahme gestört. Das heißt, daß die Vitamintabletten Ihren Vater nicht schützen. Die schädigende Wirkung des

Alkohols auf das Hirn des 72jährigen kann nicht aufgehoben werden. Das Vitamin B 1 ist für das Hirn so notwendig, daß sein Fehlen das Wernicke-Korsakow-Syndrom, eine schwere Störung, hervorrufen kann. Gelegentlich kann eine Infusion von großen Dosen des Vitamins die Hirnfunktion beim Korsakow wiederherstellen, einschließlich des Gedächtnisses, des Orientierungssinns, des abstrakten Denkens und der Konzentrationsfähigkeit. Aber weder Vorbeugung noch Behandlung können etwas ausrichten, wenn weiterhin Alkohol fließt. Ein 72jähriger ist auf keinen Fall zu alt für eine Genesung. Doch wenn Ihr Vater weiter trinkt, riskiert er eine alkoholbedingte Demenz, die von Alzheimer oft nicht zu unterscheiden ist.

Frage Laut meiner Mutter trank meine Großmutter bis vor zwei Jahren gar nichts. Sie ist 66 Jahre alt, eine korrekte und elegante Dame. In letzter Zeit riecht sie meistens nach Alkohol und lallt manchmal ein bißchen. Sie leugnet dann jedoch, daß sie getrunken hat. Gestern ist sie gefallen und hat sich zum Glück nicht verletzt. Ist es möglich, daß sie eine Alkoholikerin ist, obwohl sie bis vor zwei Jahren nicht getrunken hat?

Antwort Ja, es ist möglich und sogar sehr wahrscheinlich, daß sie eine der Spätalkoholiker ist, welche nun häufiger, indes wir mehr über die Krankheit lernen, festgestellt werden. Sie zeigt die übliche Störung des Denkens, da sie ihr Trinken verleugnet. Außerdem ist durch ihr Alter die Alkoholtoleranz geringer als bei einer jüngeren Frau.
Ihr Stoffwechsel ist langsamer geworden und folglich hält die Wirkung von jedem Tropfen Alkohol länger an. Aufgrund der physiologischen Merkmale kann auch eine ältere Person, die gar nicht so viel trinkt, zum Alkoholiker werden. Falls ihre Großmutter weiterhin beharrlich leugnet, wäre es ratsam, eine Intervention zu organisieren (wenden Sie sich an FABA e.V.)

und sie in die Behandlung einzuweisen, ehe sie noch einmal fällt und sich etwas bricht. Wie Sie wahrscheinlich wissen, sind Stürze, nach Autounfällen, die zweithäufigste Ursache der alkoholbedingten Todesfälle.
Jemand hat gesagt: „Hinter der verschlossenen Tür der eigenen vier Wände, hinter der Fassade des hohen Alters oder einer chronischen Erkrankung, fernab der gesellschaftlichen Prüfung, trinkt sich mindestens einer von zehn älteren Amerikanern leise zu Tode (Champlin, Geriatric Magazine, 1983).

Frage Ich bin 67 Jahre alt und habe kein Alkoholproblem. Ich trinke nämlich überhaupt nicht. Aber hin und wieder werde ich nervös. Deshalb habe ich überlegt, ob ich meinen Arzt um ein Medikament gegen diese Unruhe-Zustände bitten soll. Allerdings habe ich Bedenken, ob ich von so einer Arznei abhängig werden könnte.

Antwort Schon möglich. Es ist wahrscheinlich, daß Sie mit der fortgesetzten Einnahme des verschriebenen Medikaments gegen Ihre Unruhe und Ängstlichkeit letzten Endes davon abhängig werden. Genau das ist der wunde Punkt. Meine Erfahrung mit älteren Menschen lehrt mich, daß viele von denjenigen, die solche verschriebenen Medikamente nehmen, ein zunehmendes Verlangen nach der Medikamenteneinnahme verspüren, um am Ende nicht nur psychisch, sondern auch körperlich danach süchtig zu werden.
Laut einer Studie nehmen Senioren 25 Prozent aller verschriebenen Medikamente ein, von denen wiederum ein Viertel psychoaktive Mittel wie Beruhigungs- und Schlafmittel sind (Abrams, R.C., et al. Hospital Community Psychology 38: 1285-1287).
Es gibt eine bessere Methode, mit Nervosität umzugehen als mittels chemischer Substanzen. Einige davon sind leichte

körperliche Übungen wie Spazierengehen oder Aerobic oder auch die Teilnahme in einem Seniorenclub mit Freizeit- und/oder therapeutischen Aktivitäten. Sie können auch das Meditieren ausprobieren, um eine innere Harmonie zu finden. Aber denken Sie auch einmal daran, daß jeder Mensch lernen muß, auch mit vermeintlich negativen Gefühlen wie Unruhe umzugehen.

Frage Ich bin ein älterer Bürger, habe Arthritis in den Händen, Füßen und im Rücken, wobei die Schmerzen in den Händen und Füßen am schlimmsten sind. Ich habe herausgefunden, daß ein paar Drinks Wunder wirken und mir die Schmerzen nehmen. Meine Frau sagt, es müßte bessere Wege geben, um mit den Schmerzen fertig zu werden, allerdings war sie schon immer gegen das Trinken.
Ich habe schon das ganze Zeug gegen Arthritis ausprobiert, aber nichts hilft so gut und schnell wie ein oder zwei Drinks. Ich versprach meiner Frau, ich würde Ihnen schreiben und Sie um Ihre Meinung fragen.

Antwort Eigentlich hat Ihre Frau Recht. Alkohol ist das absolut Letzte zur Schmerzbekämpfung bei einer chronischen Erkrankung. Da die Schmerzen bei der Arthritis ziemlich konstant sind, müßten Sie die Medizin Ihrer Wahl, d.h. den Alkohol, regelmäßig konsumieren. Es ist nur so, daß der Alkohol eine abhängig machende Droge mit Toleranzentwicklung ist, so daß Sie immer mehr brauchen, um immer die gleiche Wirkung zu erzielen.
Während Alkohol also eine subjektive Distanz zu den Gelenkschmerzen vermitteln kann, ist er auf der anderen Seite schädlich für die Leber und das Gehirn und führt zwangsläufig zu einer Verschlechterung des Zustandes beider Organe.
Hören Sie auf Ihre Frau und beenden Sie den Alkoholkonsum als Mittel zur Schmerzbekämpfung.

Frage Ist der Mißbrauch von Alkohol unter Jugendlichen häufiger als der Mißbrauch von Drogen?

Antwort Ja. Alkoholmißbrauch/Abhängigkeit ist die häufigste chronische Erkrankung zwischen 18 und 44 Jahren; Drogenmißbrauch und/oder -abhängigkeit ist die zweithäufigste.

Frage Wie sieht das Programm für Kinder in den Behandlungszentren für Alkoholismus aus?

Antwort Es ist ein dreitägiges Aufklärungsprogramm (gefolgt von einer zwölfwöchigen Nachsorge) für Kinder zwischen sechs und zwölf Jahren, die selbst keinen Alkohol und keine Drogen konsumieren, die aber aus Familien mit alkohol- oder drogenabhängigen Eltern stammen. Die Ziele der Behandlung sind die Kommunikation zwischen Kindern und Eltern, Aufklärung der Kinder über die Krankheit, Vertrauensbildung und der Umgang mit Gefühlen. Mindestens ein Elternteil muß am Genesungsprogramm teilnehmen und mindestens ein Elternteil muß im Kinderprogramm eingeschlossen sein. Hier einige Aussagen von Kindern, die an dem Programm teilgenommen haben: „Ich kann einen Alkoholiker nicht dazu zwingen, daß er mit dem Trinken aufhört." - „Ich wünschte, ich könnte Alkohol von der Welt verschwinden lassen." - „Ich spiele verschiedene Rollen." - „Die Äußerung von Gefühlen ist gut." - „Durch meine Gene kann ich zum Alkoholiker werden." - „Ich habe gelernt, daß man an Alkohol sterben kann und was eine stoffgebundene Abhängigkeit bedeutet und noch viel mehr." - „Ich wünschte, ich wäre ein Millionär und ich wünschte, daß kein Alkoholiker in meiner Familie wäre, und daß meine Eltern nicht geschieden wären." Die meisten Kinder von Alkoholikern wachsen in Familien auf, wo man über die Sucht schweigt. Sie haben dann das Gefühl, daß sie die Ursache für die auftretenden Probleme wären. Für ein Kind ist das eine große Bürde, die die Wahrnehmung und Weltanschauung des Kindes verzerren kann. Diese Art von Aufklärungsprogrammen kann für das Kind eine große Hilfe sein.

Frage Mein Sohn erzählte mir, daß alle Kinder Klebstoff schnüffeln und ähnliches, um ein mulmiges Gefühl zu bekommen. Er sagt, sie tun dies nur spaßeshalber. Was sagen Sie dazu?

Antwort Alle Kinder tun das sicherlich nicht, aber einige - acht Prozent der Viertkläßler - haben ähnliche Stoffe geschnüffelt (Cohen, S. Pharmacology of Drugs of Abuse. Drug Abuse and Alcoholism Newsletter 5(6): 1, July 1976). Ihr Instinkt über die Gefährlichkeit solcher inhalativen Stoffe täuscht sie nicht. Die von den Jungs gebrauchten inhalativen Stoffe rufen das Gefühl von Schwindel und „wie auf dem Karussell" hervor. Die flüchtigen Stoffe, die an sich sehr giftig sind und das menschliche zentrale Nervensystem praktisch sofort beeinflussen, bergen die Gefahr eines plötzlichen Todes durch Herzstillstand. Die von Kindern am meisten mißbrauchten Substanzen sind Butangas in den Gasfeuerzeugen, Benzin, Lacklösungsmittel, PCKW und andere in den Aerosolen enthaltene Substanzen. Das Bundesdrogenmißbrauch-Warnnetzwerk berichtete über 76 Todesfälle im Jahre 1991.
Unter den Schülern hat einer von fünf mindestens einmal geschnüffelt. An Ihrer Stelle würde ich Ihren Sohn über diese Fakten informieren und so von den wirklichen Gefahren der Schnüffelstoffe überzeugen.

Frage Ich habe junge Menschen mit offenen Wunden - ähnlich den Pocken - gesehen. Mir wurde gesagt, diese seien das Ergebnis langen Gebrauchs von Speed (Amphetamine), und wenn jemand mit den Wunden in Berührung käme, könnte man sich Hepatitis B holen. Stimmt das und wäre es bei Kokain ähnlich?

Antwort In solchem Fall kann man sich mit Hepatitis B nur dann infizieren, wenn die Person mit den offenen Wundstellen tatsächlich Hepatitis B hat, und wenn das Wundsekret in die Blutbahn des Betroffenen gelänge. Dieser Übertragungsweg ist eher unwahrscheinlich, wenn nicht sogar unmöglich. Übrigens, langjährige Kokain- und Amphetaminkonsumenten haben häufig offene Wunden an Armen und Beinen, weil sie sich ständig kratzen, da sie etwas juckt.

Frage Ich bin Schullehrer. Mir ist bewußt, daß der Gebrauch von LSD bei jungen Leuten zunimmt. Können Sie mir dazu etwas mehr sagen?

Antwort LSD (Lysergsäurediäthylamid) ist in den Vierziger Jahren entwickelt worden, populär wurde es aber erst in den Sechzigern. Man nennt es eine psychedelische Droge, weil es eine Reihe von bizarren Wirkungen hervorruft, von religiös-mystischen Erfahrungen bis hin zu psychotischen Terrorausbrüchen. Eine negative Reaktion auf LSD wird normalerweise als „bad trip" (schlechter Trip) bezeichnet. Nach einer üblichen Dosis von etwa 100 bis 250 Mikrogramm kann der Konsument beschleunigten Herzschlag, erhöhte Atemfrequenz und gesteigerte Ängstlichkeit erfahren. Bis zu sechs Stunden nach der LSD-Einnahme können immer noch furchteinflößende optische Halluzinationen auftreten. Es ist bekannt, daß LSD-Konsumenten eine toxische Psychose erleben, während dieser sie der Überzeugung sind, sie könnten Heldentaten vollbringen - wie das gefahrlose Spazieren aus einem Fenster im zehnten Stock. Das rationale Denken wird vollkommen ausgeschlossen. Und dadurch ist schon so mancher LSD-Konsument ums Leben gekommen. Menschen, die wiederholt LSD nehmen, können eine Depression entwickeltn, die nicht selten zum Selbstmord führt. Sie neigen auch zu Flashbacks, d.h. zu lebhaften und furchteinflößenden Visionen, welche ein halbes bis zu einem Jahr andauern können und in manchen Fällen psychotisch werden. Es besteht ebenfalls die Gefahr, daß LSD eine schlummernde psychiatrische Erkrankung wieder aufflackern läßt. LSD, wie andere Drogen, z.B. PCP (Phencyclidin) greifen an der Wurzel der menschlichen Psyche. Die genaue Wirkungsweise, auf welche die mit Schreck und Horror verbundenen Erscheinungen auftreten, sind nicht bekannt.

Frage An welchen Zeichen oder Symptomen kann man - wenn überhaupt - einen Marihuana-Raucher erkennen? Als Lehrer kommen mir die schwankenden Leistungen mancher Schüler verdächtig vor.

Antwort Marihuana ist vier bis fünf mal stärker als vor 20 Jahren, so daß man die Zeichen von dessen Gebrauch üblicherweise ausmachen kann (Marijuana Use and Health: Drug and Alcohol Concems: http://www.Columbia.edu/cu/healthwise/o791.html, Columbia University). Die Wirkungen dieser Droge betreffen Hirn, Herzkreislauf, Lunge und Nervensystem. Die Erscheinungen vom einmaligen oder wiederholten Gebrauch treten auf als Euphorie, herabgesetzte psychische Leistung, erhöhter Puls, verminderte Ventilation der Lunge, Verschlimmerung von Asthma, blutunterlaufene Augen, Rachenschmerzen, Bronchitis, verstopfte Nase, trockener Mund, Entzündung der Nebenhöhlen, Entstellung der Wahrnehmung, wahnhafte Gefühle, Stimmungsschwankungen von Freude bis Trauer und von Furcht bis Himmelhochjauchzend, Müdigkeit, gesteigerte sexuelle Appetenz, Lethargie und Mangel an Ehrgeiz (bei chronischem Gebrauch), und Herzattacke bei vorbestehender koronarer Herzerkrankung. Die

Symptome einer Überdosis sind sehr schneller Puls, erheblich erhöhter Blutdruck, Verkennung der Realität, Halluzinationen, Krampfanfälle bei Epileptikern und akute psychische Veränderungen, einschließlich der Psychose. Die Entzugserscheinungen der Dauerkonsumenten, die abrupt aufhören: Nervosität, Unruhe, Schlaflosigkeit, Zittern und plötzliches Kältegefühl, manchmal ein leichtes Fieber. Möglicherweise hilft Ihnen diese Litanei der Symptome.
Von Kindern und Jugendlichen, die Marihuana rauchen, ist bekannt, daß sie 85mal wahrscheinlicher auch einmal zum Kokain greifen werden als solche, die es nie probiert haben.

Frage Gibt es bei Kindern einen Zusammenhang zwischen Rauchen von Zigaretten und Gebrauch von anderen Drogen?

Antwort Mit Sicherheit! Zigaretten werden zusammen mit Alkohol und Marihuana als Einstiegsdroge angesehen. Der Bericht vom Zentrum für Sucht und Substanzmißbrauch an der Universität in Columbia, USA, besagt, daß es einen deutlichen Zusammenhang zwischen dem Gebrauch von Zigaretten, Alkohol und nachfolgend dem Konsum von illegalen Drogen wie Kokain gibt, unabhängig von Alter, Geschlecht oder ethnischer Zugehörigkeit. Jugendliche zwischen dem 12. und 17. Lebensjahr, die Marihuana rauchen, haben eine 85mal erhöhte Wahrscheinlichkeit, Kokain zu gebrauchen, solche, die trinken 50mal und jene, die rauchen 19mal. Sechzig Prozent der Kinder, die, bevor sie 15 Jahre alt werden, Gras rauchen, steigen auf Kokain um; und zwanzig Prozent derjenigen, die zum ersten Mal erst nach dem 17. Lebensjahr Gras rauchen. Man kommt in dem Bericht zu dem Schluß, daß die Ergebnisse eine Gültigkeit aufweisen, die energische Maßnahmen zur Vorbeugung von Zigaretten-, Alkohol- und Marihuanagebrauch bei Kindern rechtfertigen, aber auch konkrete Schritte notwendig machen, den Kindern den Zugang zu den Einstiegsdrogen zu erschweren. Es versteht sich eigentlich von selbst, daß es für Kinder und Jugendliche Unrecht ist, Zigaretten, Alkohol sowie illegale Drogen zu gebrauchen.

Frage Wie kann ich feststellen, ob mein 14jähriger Sohn Drogen nimmt? Er hat einmal gesagt, daß einige seiner Freunde Marihuana rauchen, er selbst tue es nicht. In den letzten Monaten verhält er sich, wie es mir scheint, irgendwie anders. Ist das auf seine Pubertät zurückzuführen?

Antwort Sie sollten auf einige klassische Zeichen achten, welche sich bemerkbar machen, wenn ein junger Mensch mit Drogen anfängt. Es könnte eine plötzliche Änderung der Stimmung oder Einstellung bei Ihrem Sohn sein. Er könnte gegen die Disziplin zu Hause oder in der Schule rebellieren, sich von der Familie distanzieren, sich ungewöhnlich stylen, um Geld bitten oder es sogar stehlen. Er könnte bezüglich seiner Aktivitäten, Interessen und seiner neuen Freunde, insbesondere solcher, die Drogen nehmen, heimlich tun. Das bedeutsamste Signal, das auf ein Alkohol- oder Drogenproblem hinweist, ist meistens ein plötzliches und dann andauerndes Nachlassen des Schulbesuches oder der Leistung in der Schule. Falls Sie Anzeichen der wahrscheinlich durch Drogen beeinflußten Veränderung bei ihrem Sohn bemerken, würde ich Ihnen empfehlen, Ihre fürsorgliche Rolle als Elternteil aktiv wahrzunehmen und das Problem mit Ihrem Sohn, seinen Lehrern oder Therapeuten offen anzusprechen. Wenn Ihre Sorgen nur irgendwie berechtigt sind, glaube ich, daß eine Absteckung von eindeutigen Grenzen sehr wichtig ist.

Frage Welcher wirkliche Schaden könnte vom Schnüffeln entstehen? Ich habe gehört, daß viele Kinder es tun, insbesondere die Jüngeren.

Antwort Plötzlicher Tod durch Herzstillstand ist das ernsthafteste und gar nicht so unübliche Risiko bei Kindern, die „tiefe Züge" von fluorierten Kohlenwasserstoffen, wie in den Aerosolen enthalten, nehmen. Diese chemischen Substanzen machen den Herzmuskel gegenüber Adrenalin, einem natürlichen, im Körper vorhandenen Hormon, überempfindlich. Dies führt zu einem wilden, unregelmäßigen Herzschlag, rasantem Puls und schließlich - leider bei zu vielen Kindern - zum Herzstillstand.

Frauen

Frage Gibt es irgendwelche Hinweise, ob eine Frau Alkoholikerin werden kann?

Antwort Alkoholismus in der nächsten Familie (Erblichkeit) kann ein Hinweis sein. Im allgemeinen, nach Aussage vom Nationalen Institut für Alkoholmißbrauch und Alkololismus, ähnelt das Trinken einer Frau dem ihres Mannes, ihrer Geschwister oder ihrer guten Freunde. Jüngere Frauen (im Alter von 18 bis 34) haben mehr alkoholbedingte Probleme als ältere Frauen, die Häufigkeit der Alkoholabhängigkeit ist allerdings bei den Frauen mittleren Alters, d.h. zwischen 35 und 49, höher. Ungebundene Frauen haben größere Probleme mit Alkohol als verheiratete. Der Verlust der Rolle als Ehefrau, Mutter oder Angestellte kann das Risiko vom Alkoholmißbrauch erhöhen. Statistisch haben unverheirate Frauen (ledig, geschieden oder getrennt lebend) eine erhöhte Wahrscheinlichkeit, mit Alkohol in Konflikt zu geraten als solche Frauen, die verheiratet sind oder verwitwet. Unverheiratete Frauen, die mit einem Partner zusammenleben, verfallen auch noch wahrscheinlicher dem Alkohol.

Frage Hat der Alkohol eine stärkere Wirkung auf Frauen als auf Männer?

Antwort Ja, falls Sie meinen, ob eine Frau mit der gleichen Alkoholmenge schneller betrunken wird. Es gibt dafür einige Gründe. Der getrunkene Alkohol verteilt sich gleichförmig im ganzen Körperwasser, und weil die Frauen davon weniger als die Männer haben, ist die Alkoholkonzentration bei den Frauen höher. Darüber hinaus haben Frauen viel weniger vom Enzym Alkoholdehydrogenase, das den Alkohol bereits in der Magenwand abbaut, so daß der Alkoholspiegel bei Frauen höher als bei Männern liegt.
Schließlich können hormonelle Schwankungen während des Menstruationszyklus die Stoffwechselgeschwindigkeit von Alkohol beeinflussen, was Frauen an bestimmten Zyklustagen anfälliger für Alkohol macht.

Frage Gibt es eine bestimmte Menge Alkohol, die eine schwangere Frau trinken darf?

Antwort Das Trinken von Alkohol während der Schwangerschaft führt zu einem sogenannten fetalen Alkoholsyndrom (FAS). Weder die Alkoholmenge noch die Häufigkeit des Trinkens während der Schwangerschaft, die zu diesem Syndrom führen, liegen fest. Also schon die kleinste Menge Alkohol kann schaden. FAS führt beim Säugling zu körperlichen Mißbildungen und ist in den USA eine der häufigsten Ursachen für geistiges Zurückbleiben eines Kindes.
Da alle sich noch entwickelnden Gebilde beim Fötus viel verletzlicher gegenüber Drogen als das Gewebe eines Erwachsenen sind, gibt es keine sichere Menge an Alkohol oder Drogen für eine schwangere Frau.

Frage Hat man wissenschaftliche Untersuchungen zur Frage der Erblichkeit des Alkoholismus bei Frauen durchgeführt?

Antwort Ja, es gibt eine Reihe von Studien (Cloninger, C.R., et al. Inheritance of Alcohol Abuse. Archives of General Psychicitty 38: 861-868, 1981), die zeigen, daß der Vererbungsmodus sich bei Frauen und Männern unterscheidet. Die Männer scheinen im allgemeinen stärker erblich belastet zu sein. Obgleich Frauen die erblichen Faktoren für den Alkoholismus tragen können, haben sie nicht nur einen schwächeren Vorhersagewert als dies bei Männern der Fall ist, sondern haben auch ein unterschiedliches Muster des Vorkommens. Eine Studie über den Einfluß vom Alkoholismus bei leiblichen Eltern auf die Häufigkeit von Alkoholmißbrauch bei 913 Frauen enthüllte, daß wenn nur die Mutter Alkoholmißbrauch betrieb, 10,3 Prozent der Töchter zu Alkoholikerinnen wurden, beim nur trinkenden Vater waren lediglich 3,9 Prozent der Töchter betroffen. Wenn beide Elternteile Alkohol mißbrauchten, entwickelten 9,8 Prozent der Töchter die Krankheit Alkoholismus. Es wurde zusätzlich herausgefunden, daß Töchter von Alkoholiker-Vätern zwar kaum zum Alkoholismus neigten, aber sehr häufig psychosomatische Schwierigkeiten und Beschwerden hatten. Der Alkoholismus bei Frauen scheint auch mehr von Umweltfaktoren beeinflußt zu werden als durch erbliche Faktoren, die bei den Männern eine größere Rolle spielen.

Frage Hat der Kokaingebrauch während der Schwangerschaft genauso schädliche Wirkung auf den Fötus wie Alkohol? Wenn eine im dritten Monat schwangere Frau noch Kokain nimmt, hat das Baby dann schon einen Schaden davongetragen?

Antwort Das Kind hat noch eine Chance, ohne einen Fehler auf die Welt zu kommen, wenn die Mutter sofort mit dem Koksen aufhört. Die Nationale Gesellschaft für Perinatale Forschung und Aufklärung über Sucht berichtete im Jahr

1993, daß elf Prozent der Geburten, ungefähr 375000 Säuglinge pro Jahr, durch Drogenmißbrauch während der Schwangerschaft beeinflußt werden. Es wird geschätzt, daß 60 Prozent der Schwangeren, die Kokain gebrauchen, keine Schwangerschaftsvorsorgeuntersuchung in Anspruch nehmen. Der Kokainkonsum während der Schwangerschaft kann zu einem spontanen Abort, Wachstumverzögerung und Verhaltens- sowie neurologischen Abnormalitäten beim Säugling führen. Je höher die Dosen sind und je länger der Kokainkonsum durch die Mutter dauert, desto schwerer sind die Komplikationen beim Fötus, wie z. B. Gehirnblutung. Details können in einem veröffentlichten Bericht nachgelesen werden. (Chasnoff, Ira J., et al. Cocaine Use During Pregnancy. New England Journal of Medicine 313: 666-669, September 12, 1985). Die Schwangerschaft bei kokainabhängigen Müttern wird häufig von Infektionen, insbesondere Hepatitis und Geschlechtskrankheiten begleitet. Die Wehen und der Geburtsvorgang gehen öfter mit einer vorzeitigen Ablösung der Plazenta und Blutungen einher - beides kann tödlich für Mutter und Baby sein.

Während der Geburt sind Kinder von kokainsüchtigen Frauen deutlich mehr Streß ausgesetzt als solche nicht-süchtiger Mütter (Chasnoff, ira, Bums, Kayreen A., and Burns, William. Cocaine Use in Pregnancy: Perinatal Morbidity and Mortality. Neurotoxicology and Teratology 9: 291-293, 1987).

Zwei Föten, die Kokain ausgesetzt und die medizinisch überwacht waren, entwickelten Gehirnblutung, die ähnlich wie bei erwachsenen Kokainisten war. Eine folgenschwere Komplikation, die bei Neugeborenen auftreten kann, ist das Syndrom des plötzlichen Kindstodes. Zehn von 66 Neugeborenen, die während der Schwangerschaft Kokain ausgesetzt waren, starben. Einige dieser Mütter rauchten auch Zigaretten oder tranken Alkohol, allerdings war der prozentuale Anteil von plötzlichem Kindstod bei den Neugeborenen, die Kokain ausgesetzt waren, viel höher als bei solchen, deren Mütter

lediglich Alkohol tranken, Opiate nahmen oder Zigaretten rauchten. Das Durchschnittsalter für den plötzlichen Tod lag bei 46 Tagen.
Der Erwachsene braucht vier bis 30 Stunden, um nach dem Konsum das Kokain wieder auszuscheiden, beim Säugling kann das Kokain samt seiner Abbauprodukte noch bis zu sechs Tage danach im Urin nachgewiesen werden, weil seine Leber noch nicht voll funktionsfähig ist. Es gibt ebenfalls einige Hinweise, daß das Kokain mit der Muttermilch an den Säugling weitergegeben kann.

Frage Was den Alkoholismus bei Frauen anbelangt: Haben sie es schwerer als Männer? Ich weiß, daß Frauen zögern, ehe sie mit einem möglichen Alkoholproblem herausrücken. Zum einen, weil sie sich schämen, zum anderen wegen der verschiedenen Maßstäbe in der Gesellschaft: Männer dürfen einen über den Durst trinken, Frauen aber nicht. Es war für mich als Mutter von vier Kindern und Lehrerin schwer, mein Trinkproblem zuzugeben und mit dem Trinken aufzuhören. Ich habe damit länger gezögert, als ich es hätte tun sollen, ehe ich um Hilfe bat. Was sind denn die Hauptunterschiede?

Antwort Frauen scheinen tatsächlich schwerer betroffen zu sein als Männer; ein Hinweis dafür ist die Todesrate. Alkoholikerinnen sterben etwa fünfmal eher als andere Frauen im Durchschnitt. Diese Todesrate ist höher als für männliche Alkoholiker, die fast dreimal höher liegt als die erwartete Todesrate für Männer im allgemeinen. Eine Untersuchung an Alkoholikerinnen hat ergeben, daß diese Frauen durchschnittlich 15 Jahre ihrer erwarteten Lebensspanne verlieren. Allerdings beziehen sich die exzessiven Todesraten für die weiblichen Alkoholiker auf solche Frauen, die fortgesetzt trinken. Es ist ermutigend, daß die Frauen, die Abstinenz erreichen, eine Lebenserwartung wie bei Nichtalkoholikerinnen haben.

Frage Hat der Alkohol eine ähnlich schädigende Wirkung auf das Nervensystem der Frauen wie dies bei Männern der Fall ist?

Antwort Ja. Sowohl bei Männern als auch bei Frauen findet sich eine ähnliche Hirnschrumpfung, die mittels computertomographischer Schnitte bestimmt wurde. Der einzige Unterschied besteht darin, daß Frauen bereits nach kürzerem Alkoholkonsum eine Hirnschrumpfung erleiden. Eine Tatsache, die möglicherweise durch den unterschiedlichen Stoffwechsel bei Frauen und Männern erklärt werden kann.

Medikamente und Drogen

Rezeptpflichtige Medikamente und illegale Drogen sowie legale Wirkstoffe mit bewußtseinsverändernden Nebenwirkungen zielen alle auf das Gehirn. Psychoaktive Substanzen manipulieren Gefühle, und es ist gerade diese Eigenschaft, die eine Abhängigkeit bei dafür empfänglichen Personen hervorruft. Ältere Menschen sind häufiger Gewohnheitsverbraucher von rezeptpflichtigen Medikamenten und Alkohol, während jüngere Abhängige in der Regel illegale Drogen und Alkohol mißbrauchen. Die meisten Süchtigen in den USA sind allerdings von zwei legalen Drogen abhängig: Nikotin und Alkohol. Die Drogen scheinen sich mit jeder Generation zu ändern. Wie ich vorhin erwähnte, war Marihuana die Droge, mit der die 60er Generation zu experimentieren begann und die immer potenter wurde. Während in den 60ern die Hippies also nur einen mäßigen Rausch vom Gras hatten, bekommen die heutigen jungen Menschen und auch die Junggebliebenen, die Marihuana rauchen, einen viel intensiveren und gleichzeitig schädigenderen Rausch, der sie leichter abhängig werden läßt. In den 80ern waren die Mode-Drogen Kokain und sein Abkömmling Crack. Heute scheinen sich Heroin und LSD einer erneuten Popularität zu erfreuen. Im allgemeinen ist die Wahl der Droge von der Verfügbarkeit und der Suche nach neuen und interessanten Rauschzuständen oder Fluchten abhängig. Dennoch ist offensichtlich, daß Drogen in vielen Formen weiterhin auf den Markt kommen, und daß häufig, versteckt vor der Öffentlichkeit, die unbewußte Abhängigkeit von einer Vielzahl hochwirksamer und gefährlicher Medikamente auf Rezept da ist.

Verschreibungspflichtige Medikamente

Frage Ich habe Angst, daß ich - sollte ich ins Krankenhaus müssen - Schmerzmittel bekomme, von denen ich dank der Organisation Narcotics Anonymous nicht mehr abhängig bin. Wie kann ich verhindern, daß ich Betäubungsmittel bekomme?

Antwort Sagen Sie Ihrem Arzt, daß Sie einmal von Heroin abhängig waren, so wie Sie es in Ihrem Brief erwähnten, und daß Sie über jede Art von Medikation, die Ihre Sucht wieder aufflackern lassen könnte, besorgt sind. Es gibt jedoch einige medizinische Gründe für den Gebrauch von starken Schmerzmitteln aus vitaler, d.h. lebenserhaltender Indikation. Ich beziehe mich hier auf die einengenden Brustschmerzen, die häufig den Herzinfarkt begleiten, oder die schweren Schmerzen, die normalerweise nach einer großen Operation auftreten. In beiden Fällen ist der Einsatz eines starken Schmerzmittels angebracht und notwendig, um die Folgen von unbehandelten starken Schmerzen, die lebensbedrohlich sein können, abzuwehren.
Bei akuten chirurgischen Wunden und einigen anderen medizinischen Zuständen haben diese Medikamente - kurzfristig angewandt - ihre volle Berechtigung. Diese Medikamente werden den meisten chirurgischen Patienten im Krankenhaus nicht gegeben. Seien Sie unbesorgt: Erzählen Sie Ihrem Arzt

von Ihrer Angst. Bedenken Sie, ist jemand in den Wehen einer Herzattacke, einer Nierenkolik, beim Aufwachen nach einer schweren Operation oder überwältigt durch den Schmerz einer massiven Knochentrümmerverletzung, ist alles, was einer von den Medikamenten bekommt, eine gesegnete Erleichterung und manchmal Verhinderung eines Schocks mit Kreislaufkollaps und Tod. Sie sind zu recht besorgt, aber in den seltenen Fällen ist das Risiko der Medikamenteneinnahme gerechtfertigt. Ihr Arzt wird Ihnen weitere Details geben können. Fragen Sie ihn einfach.

Frage Seit Jahren bin ich nervös. Mein Arzt hat mir Beruhigungsmittel verschrieben, die mir eine Zeit lang halfen. Nun helfen sie nur noch ungenügend, obwohl ich die Dosis gegen den Rat meines Arztes verdoppelt habe. Ich muß jetzt feststellen, daß ich damit nicht aufhören kann, weil ich ansonsten extrem zitterig und krank werde. Bin ich abhängig?

Antwort Ja, Sie sind abhängig. Sie erfüllen die Kriterien der Abhängigkeit, welche psychische Abhängigkeit, erhöhte Toleranz und Entzugserscheinungen nach dem Absetzen der Medikamente einschließen.
Sie benötigen eine medizinische Entgiftungsbehandlung, die in einem stufenweise über einen bestimmten Zeitraum stattfindenden Ausschleichen der Medikation besteht. Zusätzlich sollten Sie sich einer Psychotherapie in einem für stoffgebundene Abhängigkeiten spezialisierten Behandlungszentrum unterziehen.

Frage Ich habe eine Zeit lang ein mir verschriebenes Beruhigungsmittel eingenommen. Ich frage mich, ob es irgendwelche schwerwiegenden Folgen hätte, wenn ich das nicht mehr nähme. Gibt es die?

Antwort Diese Frage kann ich nicht ohne weiteres beantworten, da ich den genauen Namen des Beruhigungsmittels, das Sie einnehmen, nicht kenne. Zunächst rate ich Ihnen aber, Ihren Arzt, der Ihnen das Mittel verschrieben hat, anzurufen und ihn zu fragen.
Der Grund für die Verschreibung des Beruhigungsmittels könnte immer noch vorhanden und dessen Einnahme weiterhin notwendig sein.
Auf der anderen Seite könnte es sein,
daß das Mittel stufenweise aus Ihrem Körper ausgeschlichen werden muß. Im allgemeinen ist der Abbruch eines Langzeitgebrauches von Benzodiazepinen - medizinisch gesehen - eine bedeutsame Maßnahme und verlangt nach einer wohlüberlegten und vorsichtig stufenweise durchgenommen Dosisreduktion des Beruhigungsmittels.
Das abrupte Abbrechen der Medikation kann dazu führen , daß Sie folgende Symptome haben: Zittern, psychomotorische Unruhe, möglicherweise Halluzinationen, Delir und Krampfanfälle. Der Schweregrad des Entzugssyndroms hängt von der eingenommenen Dosis und der Anwendungsdauer ab.
Sogar nach einer niedrigen, über längere Zeit eingenommenen Dosis eines Benzodiazepins sind die Symptome zwar nicht gefährlich, sie können jedoch Unbehagen hervorrufen und Monate lang andauern; sie schließen Angstzustände, Schlaflosigkeit, Alpträume und Muskelkrämpfe ein.
Das Ausschleichen kann zwei bis sechs Wochen und länger, abhängig von der Dosis und Dauer der Einnahme, andauern.
Übrigens, eine Untersuchung hat gezeigt, daß 70 Prozent der Benzodiazepin-Abhängigen gleichzeitig Alkohol mißbrauchen oder mißbraucht haben.
Ich füge dies ein, um Sie vor den indirekten Gefahren der Abhängigkeit von Medikamenten auf Rezept zu warnen, obgleich Sie schon ein Gespür für das bereits vorhandene Risiko haben. Ihr Instinkt, von Medikamenten frei sein zu wollen, ist gut.

Frage Mein älterer Bruder ist, um schlafen zu können, zwei Jahre lang auf Halcion gewesen. Zunächst nahm er eine halbe Tablette vor dem Schlafengehen, dann eine ganze und jetzt nimmt er häufig zwei. Ich habe bei ihm eine drastische Veränderung beobachtet, wobei der Verlust seines Kurzzeitgedächtnisses am auffälligsten ist. Ich sollte noch erwähnen, daß er ein heimlicher Säufer ist. Was ist die Wahrheit über Halcion und was sind seine Wirkungen, wenn es mit Alkohol kombiniert wird?

Antwort Sie beschreiben eine Person mit mehrfachem Substanzmißbrauch. Aus dem von Ihnen Gesagten schöpfe ich den Verdacht, daß Ihr Bruder ein älterer Erwachsener im Alter zwischen 50 und 70 Jahren ist. Seine Abhängigkeit ist nicht sehr hoch, da sein Medikamentengebrauch sich auf eine relativ niedrige Dosis beschränkt und er heimlich trinkt. Nichtsdestotrotz, es ist genauso tödlich, denn er zeigt wenig Toleranz gegenüber Halcion. Und während er dessen Wirkung mit Alkohol verstärkt, ist die tödliche Gefahr im Gehirn immer präsent. Der Verlust des Kurzzeitgedächtnisses ist charakteristisch für ältere Menschen, die niedrige Dosen von Halcion und Alkohol gebrauchen.
Eine jüngere Person könnte eine gefährlichere Toleranz als gegenüber zwei Tabletten Halcion, abends eingenommen, entwickeln. Allerdings ist Ihr Bruder von den psychoaktiven Substanzen abhängig, ungeachtet der niedrigen Dosierung, deshalb benötigt er eine Behandlung. Zunächst muß er vom Halcion entgiftet werden.
Dies könnte eine Woche oder länger dauern, dann sollte er in ein Rehabilitationsprogramm mit dem Ziel der Rückfallvorbeugung aufgenommen werden. Die Behandlungen von Halcion und Alkoholmißbrauch sind übrigens gleich und können gleichzeitig durchgeführt werden. Ich habe den Verdacht, Sie werden erst mit den Verleugnungstendenzen Ihres Bruders fertig werden müssen, ehe er sich einer Behandlung

unterzieht. Meiner Erfahrung nach neigen die heimlichen Trinker dazu, zu denken, daß niemand über Ihr Trinken Bescheid weiß.

Frage Können Sie mir sagen, was Kudzu ist?

Antwort Kudzu ist importiertes Gras, das im Süden wächst und neulich Schlagzeilen wegen seiner angeblichen Erfolge in der Behandlung von Alkoholismus machte. Offensichtlich hatte es im Tierversuch Auswirkungen auf besondere Hamsterstämme, die Alkohol gegenüber dem Wasser den Vorzug gaben. Dr. Bert Vallee, ein Wissenschaftler an der Harvard Medical School, sagt, daß „Kudzu-Extrakt seit Jahrhunderten in China und Japan für die Alkoholismusbehandlung benutzt wird. Sie können es in Tablettenform ohne Rezept in China und Japan kaufen.“ Der wirksame Bestandteil im Kudzu-Extrakt ist Daidzin. Es wurde chemisch hergestellt und Tieren, die alkoholabhängig gemacht worden waren, gespritzt. Daraufhin reduzierten die Tiere den Alkoholkonsum um 50 Prozent. Ein anderer aus Kudzu gewonnener Extrakt mit dem Wirkstoff Daidzin hat eine ähnliche Wirkung.
So gesehen könnte Kudzu, das scheinbar das Alkoholverlangen bei Tieren im Labor herabsetzt, eine wertvolle Hilfe sein, nachdem Sicherheit, Verträglichkeit und Wirksamkeit beim Menschen nachgewiesen worden sind.

Illegale Drogen

Frage Was hat Drogengebrauch mit Leberentzündung zu tun? Meine Freundin sagt, sie hätte das von Heroinspritzen.

Antwort Stimmt. Nicht das Heroin war die Ursache der Hepatitis, sondern das Spritzen von Heroin. Von allen Heroinsüchtigen, die sich das Heroin spritzen, haben 80 Prozent Hepatitis B und mindestens 50 Prozent infizieren sich mit Hepatitis C. Es gibt praktisch eine Epidemie dieser viralen Leberinfektion unter den intravenösen Drogenbenutzern. Die Krankheit wird übertragen, wenn Drogenkonsumenten gemeinsam verseuchte Nadeln oder Spritzen benutzen. Einige Infizierte entwickeln das Vollbild einer chronisch-aktiven Hepatitis, die letztendlich in eine Leberzirrhose mündet, während andere chronische Virusträger zur Entwicklung von Leberkrebs neigen. Die meisten jedoch werden wieder gesund, wenn sie damit aufhören, sich durch verschmutzte Nadeln immer wieder neu anzustecken. AIDS wird bei Heroinsüchtigen auch auf diese Weise übertragen.

Frage Wird Marihuana in der Medizin angewandt?

Antwort In einem Bericht an das US-Repräsentantenhaus im Jahre 1980 faßte der Sekretär des Ministeriums für Gesundheit, Bildung und Soziales (Secretary of Health, Education and Welfare) die wissenschaftlichen Erkenntnisse zur therapeutischen Anwendung von Marihuana zusammen.
Er schlußfolgerte, daß diese Substanz eindeutig vielversprechende Wirkungen bei der Behandlung von Übelkeit und Erbrechen zeigt, welche häufig die Chemotherapie beim Krebs begleiten.
Diese ist allerdings nicht in allen Bereichen anderen dafür einsetzbaren Medikamenten überlegen. Versuche mit den wirksamen Bestandteilen von Marihuana zur Verminderung des Druckes in der Augenkammer beim Glaukom haben zu unterschiedlichen Ergebnissen in Kombination mit der Standardmedikation geführt. Dieser therapeutische Gebrauch ist für Wirkstoffe der Hanfpflanze (Marihuana) vorgeschlagen worden, ist aber als Standardtherapie weder akzeptiert noch zugelassen.

Frage Was ist der rationale Hintergrund der Umstellung der Heroinabhängigen auf Methadon?

Antwort Es gibt dafür mehrere Gründe, warum Methadon bei der Behandlung der Opiatabhängigkeit eingesetzt wird. Entgiftung und Substitution von Heroin oder Morphin sind die anfänglichen Gründe. Bei einigen Leuten, die eine lange Zeit Heroin genommen haben, paßt sich das Gehirn der Droge an und kann nun hohe Dosen von Opiaten vertragen. Wenn dies der Fall ist und Heroin nicht ständig nachgegeben wird, stellt sich ein intensives, fast unerträgliches Verlangen nach der Droge ein. Bei einigen Opiatsüchtigen wird dieser physiologische Gehirnzustand fixiert, und egal wie lange sie drogenfrei gelebt haben: Monate oder länger, ist das „Craving" da. Eine adäquate tägliche Dosis von Methadon in einer dafür geeigneten Klinik hebt das Craving auf, während die beruhigenden und einschläfernden Wirkungen der Medikation weitgehend verschwinden. Wird das Behandlungsprogramm richtig durchgeführt, ist der Patient mit Methadon eine normalfunktionierende, wache und gesunde Person. Methadon kann kurzzeitig, d.h. für ein paar Monate oder langzeitig für zwanzig Jahre und länger gegeben werden und ermöglicht dem ehemaligen Heroinsüchtigen, ein normales Leben zu führen. Diese Methode der Substitutionstherapie ist erfolgreich bei hunderttausenden von Menschen angewandt worden und war insbesondere wirksam bei der Entkriminalisierung im Drogenumfeld (Beschaffungskriminalität).

Frage Kann eine Person einen Leberschaden infolge von Kokaingebrauch bekommen?

Antwort Ja. Wenn der Körper mit einem chemischen Stoff - egal ob durch den Mund, durch die Nase oder die Lunge aufgenommen - zu tun bekommt, beginnt ein chemischer Vor-

gang, bei dem der Körper versucht, den Stoff zu zerlegen, für Ernährungszwecke zu nutzen, ihn ungiftig zu machen und ihn auszuscheiden. Wenn jemand Kokain nimmt und dies in den Körper gelangt, ist das Hauptorgan, in dem der Stoffwechsel stattfindet, die Leber. Hier findet eine Anzahl von chemischen Reaktionen statt; eine davon ist die Umwandlung von Kokain zu Norkokainnitrooxid, einem Nebenprodukt des Kokainstoffwechsels, das äußerst lebertoxisch ist. Zum Glück entsteht bei dieser Reaktion und durchschnittlichem Kokaingebrauch nur eine geringe Menge dieser giftigen Substanz. Allerdings, wenn jemand Alkohol trinkt und gleichzeitig Kokain nimmt, wird dieses toxische Kokainnebenprodukt in einem viel größeren Maße produziert und geht mit einer größeren Leberschädigung einher. Im Tierexperiment wurde Alkohol (0,15% für sechs Tage) Mäusen verabreicht, wobei alle Tiere überlebten. Als den Mäusen sechs Tage lang Kokain gegeben wurde, gab es ebenfalls keine Todesfälle, aber als die mit Alkohol behandelten Mäuse eine kleine Dosis Kokain zusätzlich erhielten, starben 30% der Mäuse infolge eines akuten Leberschadens.
Wir vom Fach legen diese Befunde so aus, daß sich beim Menschen das Zusammenspiel zwischen Alkohol und Kokain beim gemeinsamen Stoffwechsel ähnlich verhält.

Frage Wie lange dauert das Craving nach Kokain an? Vor 15 Tagen habe ich aufgehört, Crack zu rauchen.

Antwort Das Rauchen von Crack führt dem Körper die größte Dosis am schnellsten zu, und ruft deshalb das stärkste Verlangen nach der Droge hervor, wenn Sie es nicht mehr rauchen. Das Craving ist sehr intensiv die ersten vier bis fünf Tage und dann hält es noch für weitere zwei Wochen unterschiedlich stark an. Sie können dann immer noch das Verlangen nach der Droge verspüren, aber das Nervensystem

paßt sich an die Abwesenheit von Kokain an. Die Craving-Intensität nach demSchnupfen ist eher weniger. Nichtsdestotrotz „lebt“ das Kokain weiterhin in den Hirnschaltungen und die lebhafte Erinnerungen an den Kokain-Rausch und das Craving können bei den meisten genesenden Süchtigen durch Auslöser wie den Anblick von Drogengebrauchsbesteck oder Zuckerpulver reaktiviert werden. Einfach das Sehen von solchen Dingen oder das Hören, wie jemand von Kokaingebrauch erzählt, oder das Vorbeigehen an den Plätzen, an denen das Kokain gekauft wurde, können den Zwang, die Droge zu nehmen, wieder aufleben lassen.
Die Behandlung der Kokainabhängigkeit beinhaltet die Auseinandersetzung mit solchen Auslösern, die zu dem noch stärkeren Verlangen nach der Droge führen könnten. Wie lange der Suchtdruck bei Ihnen anhalten wird, kann ich mit letzter Sicherheit nicht sagen. Es ist aber bekannt, daß dieses Phänomen bei den Kokainabhängigen viel lebhafter, als bei irgendeiner anderen Abhängigkeit (Alkohol usw.) ist.
Es gibt auch eine gute Nachricht: Kokainsüchtige haben eine gute Chance, mit der Behandlung vollständig zu genesen.
Viel Glück für Sie!

Frage Verursacht das Rauchen von Kokain Krämpfe? Ein Freund von mir hatte einen Krampfanfall, nachdem er Crack geraucht hat. Die Ärzte in der Notfallaufnahme sagten, daß das Kokain daran schuld war.

Antwort Das ist wahrscheinlich! Kokain verursacht Krämpfe insbesondere bei Kokainrauchern und Epileptikern. Allerdings ist es möglich, daß einige Menschen Krampfanfälle erleiden, ohne ein bekanntes Krampfleiden in ihrer Vorgeschichte. Einige Leute haben mit Kokain gefüllte Kondome, zwecks Schmuggels, geschluckt. Dies kann sehr gefährlich werden. Wenn das Kondom platzt und der Betroffene eine große Menge

Kokain aufnimmt, dürfte er vor dem Todeseintritt Krämpfe entwickeln, sollte die Droge frei in den Darm gelangen.

Frage Wird der Kokaingebrauch von Gewalt begleitet?

Antwort Eine Untersuchung, veröffentlicht im Journal of the American Medical Association vom 6. Juli, 1994, zeigt, daß Selbstmordopfer, die innerhalb der letzten 48 Stunden vor ihrem Tod Kokain gebrauchten, zu jener Gruppe von Leuten gehörten, welche zehn bis fünfzehn Mal mehr Kokain konsumierten als der Durchschnitt der Bevölkerung. In dieser Veröffentlichung steht, daß „Selbstmordopfer vor ihrem Tod durch Gereiztheit, paranoides Denken und verbale und/oder körperliche Aggression, die zu den bekannten pharmakologischen Wirkungen von Kokain gehören, Gewalt provoziert haben könnten. Zusätzlich könnte der Selbstmord im Zusammenhang mit dem Kokaindealen stehen." Sowohl Kokain als auch Amphetamin, die ähnliche, aber nicht identische pharmakologische Wirkungen aufweisen, können bei starkem Konsum zu paranoidem Denken führen. Dies kann wiederum, was tatsächlich häufig der Fall ist, in Gewalt gipfeln.

Frage Ist Marihuana immer noch so beliebt wie vor einigen Jahren? Ist das immer noch so verbreitet unter Schülern und Gymnasiasten wie früher?

Antwort In den letzten drei Jahren hat sich der Marihuana-Konsum fast verdoppelt. Nach Angaben des Amerikanischen Komitees für Drogenaufklärung (American Council for Drug Education) wurden im Jahre 1993 an einem durchschnittlichen Tag 18 500 Kilogramm Marihuana in die USA eingeschleust und 1950 Kilogramm wurden von der Drogenüberwachungsbehörde (Drug Enforcement Administration) beschlagnahmt. Eine Untersuchung im Jahre 1995 zeigt, daß der Gebrauch von Marihuana unter Schülern und Studenten sowie erwachsenen Arbeitern zunimmt (Leshner, Alan 1. National Institute of Drug Abuse Notes 10 (4): July-August, 1995).

Frage Was ist PCP? Ist das gefährlich?

Antwort Phencyclin, besser bekannt als PCP, ist wahrscheinlich die schlimmste und gefährlichste aller illegalen Drogen. Wenn jemand dies zu sich nimmt, ist sein Ziel, einen von jeglichen Sinnesempfindungen entkoppelten Trancezustand zu erreichen. Eine große Gefahr der Droge liegt darin begründet, daß der Abstand zwischen den Dosen, die die Trance einerseits und die Krämpfe bis hin zum Koma andererseits verursachen, klein ist. Es gibt vier Stadien der PCP-Wirkweise, die normalerweise nacheinander auftreten: erstens, die akute Toxizität, die durch die Neigung zu Handgreiflichkeiten, visuellen Illusionen und Hörhalluzinationen gekennzeichnet ist; zweitens entsteht die toxische Psychose, in der ein Betroffener sich selbst oder andere verletzen kann; drittens zeigt sich eine schwere Paranoia mit dem Gefühl von übermenschlicher Kraft und Unverwundbarkeit, und letztlich ist das vierte Stadium durch Depressionen und ein hohes Selbstmordrisiko gekennzeichnet. Das letzte Stadium kann von einem Tag bis zu mehreren Monaten andauern. Häufig werden PCP-Konsumenten in diesem Stadium ins Krankenhaus eingeliefert. Sie befinden sich in einem unkontrollierbaren unbezwingbaren Zustand und werden in der Regel Einschränkungen unterworfen, um sich und andere zu schützen. PCP wurde in der Tiermedizin als ein Betäubungsmittel angewandt. Es wurde aber aufgrund von schweren Nebenwirkungen vom Markt genommen.

Frage Mein Sohn hat einen guten Arbeitsplatz, hat aber nie sein Potential gänzlich ausgeschöpft. Neulich habe ich ihn besucht und er gab zu, daß er immer noch Marihuana raucht. Ich weiß, daß seine Stellung gefährdet wäre, wenn sein Marihuana-Konsum herauskäme. Wenn ich darüber nur ein Wort verliere, ergeht er sich in Tiraden darüber, wie Drogen legalisiert und Alkohol mit einem Bann belegt werden sollten. Ich glaube, es ist ein Fehler zu sagen (wie er es tut), daß Drogen der Freizeitgestaltung dienen. Wenn man diese Dinge „pot" oder „Gras" nennt, erweckt dies den Anschein, als ob die Haschisch-Konsumenten einfach nur „frech" wären. Ich kann nicht glauben, daß sie keine Abhängigkeit hervorrufen. Was können Sie mir über die Wirkungen von Marihuana sagen?

Antwort Marihuana macht abhängig und viele andere Dinge ebenfalls. Marihuana-Konsumenten, die seit geraumer Zeit Marihuana rauchen, berichten, daß es vier bis fünf mal stärker ist als in den 60er Jahren, zu jener Zeit, als die Blumenkinder den Eindruck erweckten, daß der Marihuanagebrauch ein harmloses Hippie-Ding sei, um sich zu entspannen und sich in bester Laune fühlen zu können, sexuell stimuliert zu werden, und manchmal lebhafte Visionen erleben zu können. Nach dem Rauchen kann man ein verändertes Zeiterlebnis erfahren, in diesen Augenblicken scheint die Zeit viel langsamer zu vergehen. Diejenigen, die für Abhängigkeitserkrankungen empfänglich sind, können auch von Marihuana leicht abhängig werden. Man sprach von Marihuana als von einer „weichen Droge" im Vergleich zu den „harten Drogen" wie Heroin und Kokain. Nichtsdestoweniger beweist die wissenschaftliche Erkenntnis, daß Marihuana bewußtseinswirksame Stoffe enthält, die eine rasche und starke Wirkung auf das Gehirn, Auswirkungen mit Folgen auf das Herz-Kreislauf-, das Lungen- und das neuroregulatorische System haben. All dies verdeutlicht, daß die Bezeichnung „weiche Droge" trügerisch ist. Das Zielorgan für Marihuana ist das Gehirn, in dem sich seine aktiven Bestandteile anreichern. Da Marihuana in die Wand der Hirnzellen aufgenommen wird, wird es für schädlicher als

Opiate gehalten. Der starke Gebrauch von dieser Droge beeinträchtigt die allgemeinen intellektuellen Funktionen wie das Gedächtnis und das Verstehen, und auch der sogenannte Freizeitgebrauch wirkt sich auf die psychomotorischen Fähigkeiten, wie jene, die für das Autofahren notwendig sind, negativ aus. Drei andere Systeme werden ebenfalls beeinflußt: Das Atmungssystem zeigt Reizungen und Verengungen der kleineren Luftwege, die die Grundlage für das bronchitische Emphysem bilden. Marihuana enthält vier bis fünf Mal mehr Lungenkrebs verursachende Kohlenwasserstoffe, als Tabak. Das Herz reagiert auf Marihuana mit einem erhöhten Puls, der zur Drogendosis direkt proportional ist.. Wenn man „pot" raucht, erhöht sich die Herzfrequenz üblicherweise um 20 bis 40 Schläge pro Minute und ein schneller Puls von 140 ist dabei nichts Besonderes. In den Eizellen bei Frauen und in den Spermen bei Männern können Anomalien auftreten. Marihuana kann zu einem unregelmäßigen Menstruationszyklus führen, und Untersuchungen bei Männern nach Marihuanagebrauch zeigen eine Herabsetzung der Spermienzahl und ihrer Beweglichkeit, sowie ein abnormales Erscheinungsbild. Eine Sterilität und Infertilität ist bei einer großen Anzahl von Konsumenten aufgetreten (Hembree, W.C. 111. Changes in Human Spermatozoa Associated with High Dose Marijuana Smoking, in Nahas, G., and Paton, W. (eds.). Marijuana: Biological Effects. New York: Pergamon Press, 1979). Schließlich hat man herausgefunden, daß das Rauchen von Marihuana während der Schwangerschaft mit einer Form der Leukämie bei Neugeborenen verbunden ist.

Frage Schädigt Kokain das Gehirn? Wenn ja, kann es sich wieder davon erholen?

Antwort Unabhängig davon, ob Kokain dem Hirn einen reversiblen oder irreversiblen Schaden zufügt, ist eine Behandlung mit Abstinenz wesentlich. Eine Gruppe der Radiologischen Abteilung der Harvard Medical School berichtete im Journal of Nuclear Medicine im Juli 1991, daß eine Gruppe von Kokainabhängigen, die auch andere Drogen nahmen, Defekte im Hirngewebe aufwiesen. Computertomographische Befunde, die bei Kokainabhängigen erhoben wurden, untersuchte man vergleichend mit einer entsprechenden Anzahl von Personen, die keine Drogen nahmen.

Die Studie zeigte, daß bei einigen kokainabhängigen Menschen während des Drogenkonsums die Gefahr einer katastrophalen Hirnblutung aufgrund eines plötzlichen Blutdruckanstieges besteht. Was man zu der Zeit, als die Studie durchgeführt wurde, nicht wußte, war das Vorhandensein und das Ausmaß der Schädigung von Hirngewebe bei Kokain- und Konsumenten anderer Drogen, die keine greifbaren Zeichen einer Hirnschädigung zeigten.

Eine spezielle Untersuchungsmethode brachte ans Tageslicht, daß die Kokakainabhängigen mit zusätzlichem Konsum von anderen Drogen Defekte in einigen bestimmten Hirnbereichen aufwiesen. Diese Defekte sind das Ergebnis einer totalen oder teilweisen Blutzufuhrunterbrechung in verstreuten Gebieten im Gehirn, allerdings häufiger in den Stirn- und Schläfenhirnwindungen. Diese computertomographischen Bilder wurden bei Kokainkonsumenten, die in einigen Fällen andere Drogen, einschließlich sporadisch oder häufig Alkohol, zu sich nahmen, aufgenommen.

Einige Studienteilnehmer hatten in einem Zeitraum von einem bis zu fünf Jahren vor der Untersuchung kein Kokain mehr genommen, einige konsumierten es noch wenige Tage zuvor. Die konsumierten Mengen von Kokain schwankten zwischen viermalig im Jahr bis täglich und waren entweder geschnupft, gespritzt oder geraucht.

Die Studienergebnisse zeigen bei allen Untersuchten Hirndefekte, einschließlich jenen Teilnehmern, die seit einiger Zeit keine Drogen genommen haben. Wiederholte Untersuchungen zeigten, daß die Befunde sich um etwa 25 Prozent nach einem Monat Kokainabstinenz gebessert hatten. Dennoch waren auch nach längerer Abstinenz die Defekte immer noch vorhanden. Anhand dieser Ergebnisse muß davon ausgegangen werden, daß eine Hirnschädigung nach Kokaingebrauch - und mag es noch so harmlos erscheinen - auftritt und durchaus verbleibt. Die Defekte bestehen aus umschriebenen Herden im Gehirn, die als Folge der mangelnden Durchblutung funktionell ausgefallen sind.

Man kann es sich wie ein Stück Schweizer Käse vorstellen: die Käsemasse ist das funktionstüchtige Hirn und die Löcher sind das ausgefallene Hirngewebe.

Psychometrische Tests, die Intelligenz zu erfassen versuchen, wurden mit allen Beteiligten der Studie durchgeführt und hatten auffällige Befunde. Angesichts der schwerwiegenden Ergebnisse ist die Behandlung von solchen Personen zwingend notwendig, um weitere Schäden zu vermeiden und eine mögliche Besserung herbeizuführen.

Frage Was ist Ecstasy für ein Medikament? Nach meinem Verständnis wird es in der Psychotherapie angewandt.

Antwort Es gibt keinen nützlichen Gebrauch von dieser Droge, die chemisch unter dem Namen MDMA 3 1 bekannt ist. Ecstasy ist ein stimulierendes Halluzinogen, das einige Merkmale mit Meskalin und LSD gemeinsam hat.
Entsprechend dem Bericht von Dr. med. Marc A. Schuckit in seinen regelmäßigen Nachrichten
Medikamenten/DrogenMißbrauch und Alkoholismus (Drug Abuse and Alcoholism): „Es gibt Befunde, die die Wahrscheinlichkeit signalisieren, daß es eine chemische Veränderung im Gehirn verursacht, welche sechs Monate und länger nach wiederholtem Gebrauch andauern kann.“ Darüber hinaus besteht die begründete Gefahr einer Überdosierung,

weil die kleinste tödliche Dosis sehr nahe bei der Substanzmenge liegt, die für einen Rausch benötigt wird.

Frage Was ist denn an Kokain dran, daß die Leute, die „drauf" sind, praktisch alles auf sich nehmen, um es zu bekommen?

Antwort Ihre Frage definiert eigentlich ziemlich genau, was Sucht ist. Kokain erzeugt das Gefühl des Wohlseins, der gehobenen Lebendigkeit, des Selbstvertrauens und der Kraft; es vertreibt den Hunger und die Müdigkeit und ruft eine Kette euphorischer Gedanken hervor. Es bringt all dies durch Beeinflussung und Verstärkung der natürlich vorhandenen Neurotransmitter im Hirn zustande. Das dabei entstehende Gefühl wird von den Leuten als so angenehm empfunden und ihre Körper „schreien" so intensiv nach einer Wiederholung, daß viele bereit sind, Gefahren auf sich zu nehmen, um es immer und immer wieder zu erleben.
Große Kokaindosen setzen die Konsumenten dem Todesrisiko durch Krampfanfälle, Herzrhythmusstörungen und Atemstillstand aus. 22 Millionen Amerikaner, d.h. einer von zehn, geben an, zumindest einmal Kokain probiert zu haben. Jeden Tag, entsprechend den Angaben von Dr. Mark Gold an der Universität von Florida, versuchen ungefähr 5000 Jugendliche und Erwachsene Kokain zum ersten Mal.
Notfallaufnahmen in allen größeren Städten berichten über eine dramatische Zunahme der Kokain-Opfer, die tot eingeliefert werden. Ein dauernder starker Kokainkonsum führt häufig zu einer paranoiden, psychoseähnlichen Störung. Die Droge wird normalerweise durch die Nase inhaliert geschnupft, aber auch in die Vene gespritzt oder geraucht.
Es gibt fünf Gebrauchsmuster: 1) aus Experimentierfreude, 2) freizeitmäßig, 3) zielorientiert, 4) regelmäßig und 5) schwere Abhängigkeit.

Dem häufigen freizeitmäßigen Gebrauch folgt die Abhängigkeit fast zwangsläufig . Jeder, der auch nur mit Kokain experimentiert, setzt sich einem hohen Risiko aus, entweder vom „Geschenk des Sonnengottes“ oder von der „dritten Rache der Menschheit“ (nach Alkohol und Morphin/Heroin), wie es genannt wird, gefangengenommen zu werden. Abhängigkeit von irgendeiner Droge - Alkohol eingeschlossen - ist definiert durch Zwang, Kontrollverlust und andauerndem Konsum trotz der unerwünschten Auswirkungen. Die Behandlung verlangt einen Verzicht auf Kokain. Die Entzugserscheinungen wie Depression, Ängstlichkeit und schwere Lethargie benötigen im Normalfall keine Medikation und klingen nach ein paar Tagen spontan ab. Die dauerhafte Genesung, die mit einer strukturierten, stationären Rehabilitation beginnt, setzt sich mit jenen Emotionen und Gedanken auseinander, welche einem Kokainrückfall vorausgehen. Im Gruppenprozeß schließen die Diskussionsthemen normalerweise die durch Kokain hervorgerufenen Träume, den Hunger nach der Droge, das suchtspezifische Denken und die mit hohem Rückfallrisiko behafteten Situationen mit ein. Falls diese Themen nicht behandelt werden, ist der Rückfall wahrscheinlich. Ein jedes Programm zur Genesung von stoffgebundener Abhängigkeit muß in seinem Kern die Zwölf Schritte der Anonymen Alkoholiker beinhalten. Diese sind durch die Anonymen Kokainisten (Cocaine Anonymous) an das lebenslang dauernde Programm für die Kokainabhängigen angepaßt worden.

Frage Was ist die neue Droge, die von einigen jüngeren Konsumenten „rope“ genannt wird?

Antwort „Rope“ ist einer von vielen Straßennamen für ein stark wirkendes Medikament, das zur Einleitung einer Narkose für kleine oder große chirurgische Eingriffe benutzt wird. Ähnlich dem Valium oder anderen Beruhigungsmitteln ist „rope“

ein Benzodiazepin, dessen chemische Bezeichnung Flunitrazepa ist. Seine Wirkung tritt im menschlichen Körper schnell ein und dauert, abhängig von der Dosis, von 30 Minuten bis zu acht Stunden. Im Grunde ist Rohypnol® ein Beruhigungsmittel, das das Gefühl einer traum- und schlafähnlichen Euphorie hervorruft und kann - wie alle Benzodiazepine - zum Tode führen. Rohypnol® kann geschluckt oder gespritzt werden und ist zur Zeit nicht auf dem amerikanischen Markt zugelassen, es wird dennoch in Europa und in Südafrika zur Vorbereitung der Narkose benutzt. Eine Zeitung in Tulsa, Oklahoma berichtet über eine fast epidemieartige Zunahme des Medikamentenmißbrauchs bei den dortigen Schülern. Junge Menschen, die das Medikament einnehmen, erleben eine schnelle beruhigende Wirkung, die sich von Benommenheit bis zur Bewußtlosigkeit erstrecken kann. Die Staatsbehörden von Oklahoma haben ein Gesetz verabschiedet, mit dem diese Substanz zu einer kontrollierten Droge, zusammen mit Heroin, LSD, PCP und anderen chemischen Stoffen, die legal nicht erhältlich sind, erklärt wird.

Andere Substanzen

Frage Was ist mit Koffein? Ist das eine abhängigmachende Substanz?

Antwort Für einige ja. Koffein ist gegenwärtig die meistgebrauchte psychoaktive Droge auf der Welt. Nach niedrigen Koffeindosen - eine oder zwei Tassen Kaffee - spüren die Leute gewöhnlich milde positive Effekte, wie ein erhöhtes Gefühl des Wohlseins, der Energie und der Wachheit, während größere Dosen zu Nervosität und Ängstlichkeit führen. Seien Sie sich dessen bewußt, daß auch Entzugserscheinungen nach einem abrupten Aufhören mit dem Koffeinkonsum auftreten. Sie schließen Kopfschmerzen, Lethargie und leichte

Depression ein. Die Entzugssymptome verschwinden nach einem oder zwei Tagen der Koffeinabstinenz. Während Sie bei der Hauptquelle von Koffein an Kaffee denken, wurde in einer Untersuchung, die von der Johns Hopkins Medizinischen Universität durchgeführt wurde, gezeigt, daß Limonaden die Hauptkoffeinquelle für mehr als die Hälfte der von Koffein abhängigen Personen waren. Mäßigung ist hier die Lösung.

Frage Ist Nikotin eine Droge? Macht es abhängig? Wenn es eine Droge ist, warum unterliegt es nicht der Kontrolle der FDA?

Antwort Die Behörden in Washington beschäftigen sich zur Stunde mit diesem Thema. Nichtsdestoweniger wissen wir mit Sicherheit, daß Nikotin eine Wirkung auf das Hirn hat. Es ist offensichtlich, daß je mehr Nikotin Sie zu sich nehmen, um so mehr wollen Sie es und um so abhängiger werden Sie.
Laut British Journal of Addiction: „Der Jugendliche, der vier bis fünf Zigaretten am Tag raucht, weist ein wesentliches Risiko auf, sich nach ein paar Jahrzehnten zum abhängigen Raucher zu entwickeln.

Frage Kann der Gebrauch von Anabolika gefährlich sein?

Antwort Ja, er hat plötzliche Todesfälle verursacht (Kennedy, M., and Lawrence, C., Medical Journal of Australia 346-347, 1993). Die Todesursache ist vermutlich eine Herzrhythmusstörung, die im Zusammenhang mit den vereinzelten Narben im Herzmuskel steht.
Die bindegewebigen Veränderungen im Muskelgewebe, die für die Vernarbungen verantwortlich sind, unterbrechen die Fasern des Reizleitungssystems und führen so zu Störungen des Herzrhythmus. Der längere Gebrauch von Anabolika führt

auch zu Geschwülsten in der Leber, Verminderung der Produktion von männlichen Hormonen und Veränderungen des Verhaltens im Sinne der Reizbarkeit und Aggressivität.

Frage Abgesehen von der Zunahme der Muskelmasse, welche Wirkungen haben Anabolika?

Antwort Anabolika sind synthetische Analoga des männlichen Hormons Testosteron. Solche Substanzen haben sich einen Ruf in der Athletenszene wegen ihrer Wirkung bei der Zunahme von Muskelmasse gemacht. Sie haben unerwünschte und störende psychische Wirkungen, die bei massiven Dosen, die manche Athleten zu sich nehmen, zustande kommen.
Anabolika, in der Menge eingenommen, die um eine große Muskelmasse zu erzielen notwendig ist, haben bei einigen Konsumenten ungewöhnliche Aggressivität, gelegentlich Gewalt, Reizbarkeit und psychotische Symptome von paranoiden Illusionen oder Größenwahn erzeugt.
Ein Teil der Belohnungsvorgänge, die bei der Abhängigkeit von Anabolika eine Rolle spielen, sind gesteigerte Gefühle von Vertraulichkeit, Euphorie, Grandiosität und Kraft. Die körperlichen Wirkungen beinhalten ein Ausschalten der natürlichen Testosteronproduktion, verbunden mit Hodenschwund und Lebergeschwülsten.
Diese körperlichen Komplikationen treten manchmal nach einem langen Gebrauch von hohen Dosen auf und bilden sich häufig zurück, wenn keine Einnahme mehr stattfindet.
Depression ist eine häufige Entzugserscheinung, die dem abrupten Aufhören mit der Anabolikaeinnahme folgt.

Frage Ich weiß, daß es ein neues Hormon gibt, welches junge Athleten einnehmen, um ihre Leistung zu erhöhen. Können Sie es kommentieren?

Antwort Das Hormon, auf welches Ihre Frage abzielt, ist das humane Wachstumshormon (HGH), das zur Erhöhung des Muskelwachstums eingenommen wird. Bis jetzt gibt es nicht viele Informationen über die Verbreitung von HGH-Gebrauch. Sollte es jedoch dem Muster des Anabolikamißbrauchs folgen (nach veröffentlichten Angaben nehmen fünf bis sieben Prozent der Schüler Anabolika ein), gibt es einen Grund zur Besorgnis.
Die negativen Folgen des Mißbrauchs müssen zwar erst erforscht werden. Es ist jedoch sehr wahrscheinlich, daß die Menschen, die das HGH mißbräuchlich einnehmen, einige negative Wirkungen erfahren werden. Dessen medizinischer Gebrauch ist selten und erfolgt nach einer strengen Indikationsstellung mit ärztlicher Überwachung.

Kreuzabhängigkeiten und Doppelerkrankungen

Menschen mit einer Abhängigkeitserkrankung neigen häufiger dazu, eine andere psychische Krankheit zu entwickeln als der Bevölkerungsdurchschnitt.
Kreuzabhängigkeit bedeutet, daß ein Mensch, der Suchtopfer einer psychoaktiven Substanz wird, anfällig für eine zusätzliche Abhängigkeit von einem weiteren suchterzeugenden, psychisch wirkenden Stoff wird.
Wenn aber jemand an einer gänzlich anderen, von der Sucht unabhängigen Krankheit, wie Angststörung oder Depression, zusätzlich zu der Abhängigkeitserkrankung, wie Alkoholismus oder Medikamenten/Drogen-Mißbrauch, leidet, hat er eine sogenannte Doppelerkrankung. In einem solchen Fall ist es klug, sowohl die vielschichtigen Zusammenhänge einer jeden Abhängigkeit als auch die Wechselbeziehung der beiden Diagnosen im Auge zu behalten.

Frage Bedeutet eine Doppeldiagnose, daß jemand eine bestimmte Art von Alkoholismus hat?

Antwort Jemand mit einer Doppeldiagnose leidet an einer Substanzabhängigkeit (Alkohol, Medikamente oder Drogen) und einer psychischen Störung (Psychose, Depression, Persönlichkeitsstörung, schwere Angstzustände). Menschen mit Doppeldiagnosen müssen wegen beider Krankheiten behandelt werden.

Frage Ich bin als manisch-depressiv diagnostiziert worden und bekomme deshalb seit einigen Jahren Lithium verschrieben. Während des letzten Jahres fing ich stark zu trinken an, weshalb ich mich für vier Wochen in eine stationäre Behandlung begab. Momentan fühle ich mich so gut, weil ich nicht mehr trinke, daß ich daran denke, das Lithium abzusetzen.

Antwort Setzen Sie das Lithium nicht ab! Die bipolare Krankheit, auch bekannt als manisch-depressive Erkrankung und die Alkoholabhängigkeit sind zwei verschiedene Krankheitszustände mit unterschiedlichen Behandlungsmethoden. Machen Sie mit Lithium und periodischen Lithiumkonzentrationskontrollen im Blut weiter. Halten Sie sich auch an die verordnete psychotherapeutische Nachbehandlung und die AA für Ihren Alkoholismus. Suchen Sie immer Ihren Psychiater wegen des weiteren Lithiumbedarfes auf, ehe Sie es absetzen.

Frage Mein Sohn ist ein genesender Heroinsüchtiger und denkt, er kann ab und zu ein oder zwei Bier trinken.
Er hat das Gefühl, es würde seinen Suchtdruck nach Heroin mildern. Er hat noch nie Alkoholprobleme gehabt, dennoch bitte ich Sie um Rat. Mir fällt ebenfalls auf, daß seitdem er

abstinent ist, sein Appetit auf Süßigkeiten erheblich zugenommen hat. Macht das was?

Antwort Schon ein Bier ist für den genesenden Heroinabhängigen riskant. Heroinsucht und Alkoholismus sind nämlich nur zwei unterschiedliche Formen derselben Störung - der Abhängigkeitskrankheit. Menschen mit dieser Krankheit ist gemeinsam, daß sie ein hohes Potential besitzen, von irgendeiner psychoaktiven Droge der rauscherzeugenden Stoffklasse (Alkohol, Kokain, Opiate, Beruhigungs- und Schlafmittel, Kannabinoide und ähnliche) abhängig zu werden. Genesung von einer dieser Substanzen bedeutet nicht, daß derjenige dann immun gegen die Entwicklung einer gleichstark bindenden Abhängigkeit von einer anderen Droge ist, obwohl er nie mit dieser Droge vorher in Kontakt getreten ist. Anders ausgedrückt: Für das zur Abhängigkeit neigende, und süchtig gewordene Opfer sind alle Stoffe, die einen Rausch (Euphorie) hervorrufen, kreuzabhängigmachend. Es ist nicht selten, daß jemand, der andere Drogen ausprobiert, innerhalb kurzer Zeit doch bei der Droge seiner Wahl landet, im Fall Ihres Sohnes Heroin, wovon er ja seit einer Weile abstinent ist. Was Zucker und Süssigkeiten anbelangt, sagen Sie Ihm, er sollte dabei bleiben. Es gibt zwar keine eindeutige wissenschaftliche Erklärung dafür, daß Heroinsüchtige scheinbar nach Zucker lechzen, was jedoch - mäßig konsumiert - nicht schädlich ist.

Frage Gibt es einen Zusammenhang zwischen häuslicher Gewalt und Trinken?

Antwort In rund der Hälfte der Fälle von häuslicher Gewalt ist Alkohol im Spiel. Dennoch, nach Aussage von Fachleuten, die sich mit dem Thema beschäftigen, kann Alkohol als die unmittelbare Ursache der Gewalt zuhause nicht verantwortlich gemacht werden. Wie dem auch sei, in jedem Haushalt, in dem der Alkoholmißbrauch an der Tagesordnung ist, gibt es Tendenzen zur Gewalt, körperliche, verbale oder emotionale.

Frage Ich habe eine Depression, weshalb ich einen Monoaminooxidaseinhibitor (MAOI) verschrieben bekam. Ist das Trinken von Alkohol jetzt nicht empfehlenswert? Ich habe kein Alkoholproblem.

Antwort Es kann überhaupt nicht empfohlen werden. In der Tat hat Ihr Arzt Ihnen ohne Zweifel gesagt, daß es andere rezeptpflichtige und freiverkäufliche Medikamente gibt, welche zu unerwünschten Wechselwirkungen mit Ihrem MAOI-Antidepressivum führen. Sie sollten auch solche Lebensmittel, wie gereiften Käse und diejenigen mit einem hohen Tyramingehalt wie Chianti-Wein, Sherry, Bier (auch alkoholfrei) und Eingelegtes meiden. Bitten Sie Ihren Arzt um eine Liste aller Nahrungsmittel, die Sie meiden sollten. Es ist während einer Therapie mit MAOls und nach Einnahme von Lebensmitteln mit einem hohen Tyramingehalt in einigen Fällen zu sogenannten hypertensiven Krisen (kritischer Anstieg des Blutdruckes) gekommen. Ob Sie ein Alkoholproblem haben oder nicht, hat damit nichts zu tun. Bleiben Sie auf der sicheren Seite und trinken Sie gar keinen Alkohol.

Frage Wie kommt es, daß einige Leute an Kokain hängen bleiben, während andere von anderen Drogen einschließlich Alkohol abhängig werden?

Antwort Die von irgendeiner dieser Drogen abhängigen Menschen sind potentiell von allen abhängig: suchterzeugende Drogen haben die Eigenschaft der Kreuzabhängigkeit. Menschen neigen dazu, nach einer Droge wegen ihrer Wirkung und/oder Verfügbarkeit Ausschau zu halten. Dies

geschieht nicht zufällig, sondern vollzieht sich in einem tiefgründigen Findungsprozeß der gewünschten Art, in der die Droge wirkungsvoll jemandes Bewußtseinslage verändert. In anderen Worten stillt die gewählte abhängigkeitsmachende Droge ein bestimmtes und starkes psychisches Bedürfnis. Diejenigen, die eine Abhängigkeitserkrankung haben, werden normalerweise von einer Droge, wenn sie sie in ausreichendem Maß gebrauchen, abhängig, und jene, die keine Abhängigkeitserkrankung haben, werden aufgrund von Experimentierfreude und Freizeitgebrauch zu Gelegenheitskonsumenten oder hören damit gänzlich auf.
Irgendeiner mit einer Suchterkrankung hat eine Empfänglichkeit zur Abhängigkeit, und zwar auf die erste Droge hin - einschließlich Alkohol, die einzige, legal rezeptfrei erhältliche psychoaktive Droge.
Die Medikamente/Drogen mit einem Abhängigkeitspotential zeigen eine ganze Palette von pharmakologischen Wirkungen: extreme und euphorische Glückseligkeit (Kokain); Herabsetzung der Ängstlichkeit und Entspannung (Alkohol, Beruhigungs- und Schlafmittel); Euphorie, Entspannung, lebhafte Phantasiebilder und erhöhte sexuelle Stimulierbarkeit (Marihuana); eine tiefe und traumvolle Euphorie, Realitätsentkoppelung, Herabsetzung von aggressiven und sexuellen Trieben, Benommenheit und ein tiefes Gefühl des Rundumwohlseins (Morphin, Heroin und andere Opiate).
Jeder dieser chemischen Stoffe hat seine eigene Zielstruktur im Gehirn und jeder hat dort seine unterschiedlichen Rezeptoren. All diese Medikamente/Drogen benutzen das Belohnungssystem im Gehirn oder die operative neurologische Maschinerie der Medikamenten/Drogenabhängigkeit.

Frage Ich bin ein genesender Alkoholiker und seit 22 Jahren trocken. Meine Frau starb vor fünf Jahren und mein Arzt, der über meinen Alkoholismus nichts weiß, hat mir wegen meiner Schlaflosigkeit und Depression ein Beruhigungsmittel mit dem Namen Diazepam verschrieben. Ist das für mich ungefährlich, wenn ich dieses Medikament einnehme?

Antwort Nein, die Einnahme von diesem oder anderen ähnlichen Medikamenten ist für Sie nicht ungefährlich. Sie sollten Ihrem Arzt sagen, daß Sie ein genesender Alkoholiker sind. Er wird dann schon wissen, daß Sie, obwohl seit 22 Jahren abstinent, ein hohes Rückfallrisiko haben, falls Sie mit der Einnahme eines Beruhigungsmittels beginnen. Alle psychoaktiven Medikamente/Drogen erzeugen bei einem Süchtigen eine Kreuzabhängigkeit.
Die beruhigend-entspannende Wirkung des Benzodiazepin könnte Ihren seit langem zum Stillstand gebrachten Alkoholismus wieder aufleben lassen. Alkohol ist genauso eine psychoaktive Droge mit beruhigend-entspannender Wirkung und Ihr Hirn würde das Medikament sofort als einen guten alten Freund wiedererkennen. Sie sollten Ihren Arzt aufsuchen und ihm alles erzählen, was Sie mir geschrieben haben.
Ihr Arzt sollte dann imstande sein, Ihnen sicher und wirksam zu helfen.

Frage Wie viele Leute, die Alkoholiker sind, haben eine psychische Störung?

Antwort Alkoholismus ist eine geistige oder Verhaltensstörung und so gesehen haben sie alle eine. Eine umfassende Untersuchung der allgemeinen Bevölkerung in den USA (Regiar, D.L., et al. The De Facto U.S. Mental and Addictive Disorders Service System. Archives of General Psychiatry, Feb. 1993) zeigte, daß von der untersuchten Stichprobe 13,5 Prozent eine alkoholbezogene Diagnose erhielten und von diesen außerdem 22,3 Prozent eine zusätzliche psychiatrische Diagnose hatten. Angststörungen sind die häufigsten psychiatrischen Zustände, die den Alkoholismus begleiten. Zum Glück spricht die Mehrzahl der Doppelerkrankten gut auf die psycho- und verhaltenstherapeutischen Maßnahmen an, die standardmäßig in den Behandlungszentren für Alkoholismus angewandt werden. Es kann passieren, daß ein schwererer phobischer Zustand eine nicht-abhängigmachende Medikation, zusätzlich zu der Behandlung des Alkoholismus, notwendig macht.

Frage Was ist eine dissoziale Persönlichkeit? Mein Sohn ist einige Male in stationärer Behandlung wegen Alkohol und Drogen gewesen und sitzt jetzt wieder im Gefängnis, nachdem er betrunken bei einer Festnahme Widerstand geleistet hatte. Man sagte ihm, daß er neben seinem Trinkproblem eine antisoziale Persönlichkeitsstörung hätte.

Antwort Dissoziale Persönlichkeitsstörung ist eine der am schwersten zu behandelnden psychiatrischen Erkrankungen schlechthin, und obwohl sie eher selten ist, geht sie in einem hohen Maß zusammen mit dem Alkoholismus einher. Aufgrund der Komplexität dieser besonderen Störung möchte ich an dieser Stelle nicht weiter in die näheren Einzelheiten gehen. Statt dessen möchte ich Ihnen eindringlich eine Familienbehandlung empfehlen und auch die Al-Anon für Ihre eigene Unterstützung und psychische Ausgeglichenheit aufzusuchen. Für weitere Informationen über die Diagnose der antisozialen Persönlichkeitsstörung bei Ihrem Sohn wenden Sie sich am besten an Ihren Psychiater.

Frage Seit vier Jahren bin ich trocken und gehöre keiner Selbsthilfegruppe an. Ich habe durch meine Willenskraft mit dem Trinken aufgehört. Vor zweieinhalb Monaten hatte ich einige geschäftliche Rückschläge und ich hatte große

Schwierigkeiten einzuschlafen. Mein Doktor verschrieb mir eine schwache Tablette für die Nerven, welche mir beim Einschlafen hilft. Allerdings habe ich dasselbe Gefühl wie nach ein oder zwei Drinks. Der Name der Tablette ist Diazepam.

Antwort Ihre Besorgnis sollten Sie ernst nehmen: Sie sind dem Risiko, entweder von den Tabletten (Handelsname Valium) abhängig zu werden, oder zu der anderen, noch stärker abhängigmachenden Droge Alkohol zurückzukehren, ausgesetzt. Wenn Sie sagen, daß Sie seit vier Jahren trocken sind, nehme ich an, daß Sie vor dieser Zeit abhängig getrunken hatten. Alle Süchte haben gemeinsam: 1) Zwang, 2) Kontrollverlust und 3) Weitertrinken/nehmen trotz der unangenehmen Folgen. Menschen mit Süchten sind potentiell von allen psychoaktiven Substanzen abhängig und das Beruhigungsmittel, das Sie einnehmen, ist als eine solche zu bewerten. Ich empfehle Ihnen, nachdem Sie das Medikament sofort abgesetzt haben, daß Sie es noch einmal mit den AA versuchen. Wenn Sie sich schon früher an die AA gewandt hätten, hätten sie von den Gefahren eines Beruhigungsmittels für einen Alkoholiker gewußt. Aufklärung über die Sucht ist einer der vielen Vorteile der Anonymen Alkoholiker.

Frage Ich bin 42 Jahre alt und eine Alkoholikerin. Ich nehme auch verschreibungsmäßig Lithium ein und befinde mich in der psychiatrischen Behandlung wegen meiner manisch-depressiven Erkrankung. Meine Frage ist: Würde ich in einem Behandlungszentrum für Alkoholismus angenommen werden?

Antwort Ja, Sie wären willkommen und darüber hinaus, da es nicht ungewöhnlich ist, daß manisch-depressive Personen auch Alkoholmißbrauch betreiben, haben gute Behandlungszentren die Erfahrung und Sachkunde, um auf Ihre besondere Situation einzugehen. Das Behandlungszentrum würde mit Ihrem Psychiater Verbindung aufnehmen, damit er über Ihre Therapie und Empfehlungen für die Nachsorge informiert ist. Dies würde auf ihre speziellen Bedürfnisse zugeschnitten sein. Während der stationären Therapie würden Sie weiterhin Lithium nehmen und dessen therapeutische Konzentration im Blut würde mittels regelmäßiger Messungen aufrechterhalten werden.

Frage Ich bin schizophren und seit Jahren geht es mir unter Haldol gut. Ich fing vor zwei Jahren stark zu trinken an und wurde an die AA verwiesen. Sie haben mir geholfen, mit dem Trinken aufzuhören. Ich bin aber besorgt, weil jemand bei den AA fragte, ob ich immer noch Haldol nehmen kann und gleichzeitig als clean und nüchtem gelten könne. Wäre es angebracht, mit der Medikation aufzuhören?

Antwort Setzen Sie das verschriebene Haldol nicht ab. Sie haben zwei Störungen: Schizophrenie und Alkoholismus. Das Haldol beherrscht die Symptome der Schizophrenie, und falls sie damit aufhören, würden Ihre alten Symptome wieder auftreten. Ändern Sie Ihre Dosierung nicht ohne Einverständnis Ihres Psychiaters.
Einige wohlmeinende AA-Freunde verstehen wahrscheinlich die Natur Ihrer Erkrankung nicht, noch wissen sie, daß Haldol ein nichtabhängig machendes Medikament ist. Sie haben, was wir eine duale Störung nennen. Sie können - auch solange Sie Ihre Medikation brauchen und nehmen - an den Zwölf Schritten der AA voll und mit großer Erfüllung teilnehmen.

Behandlung

Suchtbehandlung folgt einem logischen Muster. Zuallererst wird versucht, die dringend behandlungsbedürftigen körperlichen Folgen der Alkohol-, Medikamenten- und/oder Drogeneinnahme zu behandeln. Dies geschieht als Entgiftungs- oder Soforttherapie einiger lebensbedrohlicher Zustände, wie z.B. Leberversagen. Als nächstes erfolgt die hauptsächliche Form der Behandlung, die sich auf den eigentlichen Kern der Erkrankung konzentriert.
Weil Suchtkrankheit primär eine Verhaltensstörung ist, besteht die Behandlung aus einer Psychotherapie, die sich mit den irrationalen Gefühlen und dem gestörten Denken, den Symptomen, die mit chronischem Alkohol-, Medikamenten- und/oder Drogemnißbrauch einhergehen, auseinandersetzt und diese aufdeckt. Im Grunde ist jedoch eine tiefgreifende Auseinandersetzung mit der persönlichen und familiären Geschichte nötig. In der Regel beginnt die Genesung in Therapiezentren, die den Genesungsprozeß einleiten und ausrichten. Dennoch wird eine dauerhafte Genesung erst durch die kontinuierliche Teilnahme an Selbsthilfegruppen, wie den Anonymen Alkoholikern, erreicht.

Behandlung und Hilfe bekommen

Frage Wie lange dauert der Entzug vom Alkohol? Mein letztes Saufgelage endete vor 27 Tagen und seitdem bin ich ständig zittrig und kann nicht schlafen. Seit meinem letzten Schluck gehe ich täglich zu den AA-Treffen. Aber wann werde ich mich besser fühlen?

Antwort Bald; halten Sie durch. Ihr Zustand wird sich wirklich bessern. Da Sie ein starker Trinker waren, haben sie

immer noch die sogenannten protrahierten Entzugssymptome. Hierzu zählen körperliche und psychische Schwankungen, wie labiler Blutdruck, Unregelmäßigkeiten der Atmung, Gereiztheit, Angst, Schlaflosigkeit und depressive Verstimmung. Außerdem können Sie noch zusätzlich aufkommende Wogen von starkem Verlangen nach Alkohol haben.
Das sind die Momente, in denen Sie sich am besten an einen Ihrer neuen A.A-Freunde wenden. Sie können Ihnen sagen, wie sie selbst damit fertig wurden.
Sie nähern sich dem Ende dieser unangenehmen Phase Ihrer Genesung und werden danach sicherlich noch mehr davon profitieren können, was Sie täglich in den AA-Meetings hören. Essen Sie eine ausgewogene Diät, nehmen Sie Vitamine zu sich, insbesondere Vitamin-B-Komplex-Präparate, machen Sie einfache körperliche Übungen und besuchen Sie Ihren Hausarzt, damit Sie sicher gehen, daß Ihnen sonst nichts fehlt. Geben Sie nicht auf!

Frage Was halten Sie davon, daß ich das Rauchen aufgebe und mich gleichzeitig in der Behandlung wegen Alkoholismus befinde?

Antwort Ich denke, daß es eine gute Idee ist. Man dachte, daß die Bekämpfung zunächst einer Abhängigkeit genug ist. Eine, von der Mayo Klinik durchgeführte Untersuchung zeigte, daß der Behandlungsprozeß einer Abhängigkeit die Entwöhungschancen von anderen Substanzen, in Ihrem Fall von Nikotin, erhöht.
Jährlich sterben in den USA mehr als 100.000 Menschen an Alkoholismus und mehr als 450.000 Menschen durch Tabakrauchen. Diese Zahlen machen nur allzu deutlich, daß die gleichzeitige Behandlung von Alkoholismus und Nikotinsucht nicht nur eine gute, sondern auch eine lebensverlängernde Idee ist.

Frage Nach meinen letzten zwei Sauftouren fing ich an, Dinge zu sehen und bedrohliche Stimmen zu hören, von denen ich wußte, daß sie nicht da waren. Die Visionen verschwanden nach etwa zwölf Stunden, aber die Stimmen sind hin und wieder da. War das ein Delir? Wird das jedesmal, wenn ich trinke, passieren?

Antwort Nein, das war kein Delir, und ja, dies wird wahrscheinlich nach einem Trinkexzeß im Entzug wieder passieren. Dieses Problem, genannt Alkoholhalluzinose, tritt bei Personen mit langer Trinkgeschichte auf; es ist nicht häufig und kommt bei Menschen, mit ansonsten gesunden Sinnesorganen vor.
Der Grund, weshalb das Gehirn auf jene Weise und gerade in dieser Phase des Alkoholentzugs reagiert, ist nicht völlig geklärt. Glücklicherweise wird diese Reaktion nicht von schweren körperlichen und psychischen Komplikationen, wie beim Delir, begleitet. Dennoch kann das charakteristische, wiederkehrende Hören von Stimmen monatelang andauern. All dies legt nahe, daß das Gehirn geschädigt ist.
Wenn Sie nüchtern bleiben, ist es möglich, daß sich der Hirnschaden zurückbildet.

Frage Was sind letztendlich die Aussichten für einen schweren Alkoholiker, der mit dem Trinken nicht aufhören wird oder kann?

Antwort Es gibt einen typischen Verlauf solcher „Karrieren" im Endstadium. Der Alkoholiker fängt damit an, sein Trinken auf ein bestimmtes alkoholisches Getränk und auf die Aufrechterhaltung von hohen Blutalkoholkonzentrationen zu beschränken. Der Besorgung von Alkohol gilt nun die höchste Priorität, wobei der Alkoholiker eine zunehmend erhöhte Alkoholtoleranz entwickelt, weil er jetzt nur mit einem Blutalko-

holspiegel, der einen Menschen normalerweise untauglich macht, funktioniert. Häufig erlebt der Betroffene in diesem Stadium schwere Entzugssymptome, wie Zittern, Sinnestäuschungen, Krämpfe und Delir.
Er trinkt in erster Linie deshalb, um diese Entzugssymptome abzuwenden. Der Person ist der Kontrollverlust hinsichtlich der Alkoholeinnahme in dieser Phase bewußt. Sogar bei einer geringen Reduktion des Alkoholkonsums verspürt der Alkoholiker ein unbändiges Verlangen nach Alkohol.
Letztendlich ist es so, daß eine Person, die nach Wochen, Monaten oder sogar Jahren der Nüchternheit wieder mit dem Trinken anfängt, binnen einiger Tage in das alte stereotype Trinkmuster zurückfallen wird.
Ungeachtet der Leber- und Hirnschäden, die bereits in diesem Stadium auftreten, kann eine Behandlung jedoch den Schaden wenigstens begrenzen.

Frage Sind ein paar Gläser, in einem fünf bis sechs Stunden-Rhythmus getrunken, eine gute Methode, um vom monatelangen exzessiven Trinken, rund ein Liter Whiskey täglich, zu entgiften?

Antwort Nein, es gibt eine bessere Methode. Die von Ihnen beschriebene Methode wurde in den vergangenen Jahrhunderten praktiziert und es gab eine Reihe armer Seelen, die diese Methode mit der Erfahrung eines Delirs bezahlen mußten; einige überlebten und einige starben daran.
Die moderne Medizin bietet Sicherheit bei der Behandlung von akuten Alkoholentzugssymptomen, verringert das Auftreten von Schmerzen und ist besser geeignet als die Methode, den Entzug mit Alkohol zu bekämpfen.
Die Behandlung des schweren Alkoholentzugs gehört in die Hände der in Notfallmedizin ausgebildeten Ärzte. Wenden Sie sich an ein Krankenhaus.

Frage Wie wirkt Antabus? Wenn das Medikament, wie mir gesagt wurde, jemanden krank macht, wenn er trinkt, warum sollte dann noch eine andere Behandlung notwendig sein?

Antwort Antabus® (Disulfiram) wirkt über eine Hemmung des Abbaus von toxischem Acetaldehyd, welches beim Stoffwechsel von Alkohol in der Leber entsteht. Ein spezielles Enzym, die Alkoholdehydrogenase, das die Substanz aus Leber und Blut entfernt, ist die Zielscheibe von Antabus®. Die Personen, die Alkohol trinken, nachdem sie Antabus® eingenommen haben, klagen über plötzliches Erröten mit Hitzegefühl, Druck im Brustkorb, Kopfschmerzen und über ein mehr oder minder ausgeprägtes Unwohlsein. Die Dauer der Wirkung von Antabus® ist 24 bis 48 Stunden. Trotz des äußerst unangenehmen Zusammenspiels von Alkohol und Antabus®, bleiben davon all diejenigen psychischen und emotionalen Symptome, die im Alkoholismus verwurzelt sind, unberührt. Antabus® kann manchmal hilfreich sein, um eine Person durch eine schwere von Suchtdruck geprägte Zeit in der frühen Genesungsphase durchzubringen. Diese Vorteile haben sich aber als unwirksam in der Aufrechterhaltung von Langzeitnüchternheit erwiesen.

Frage Was ist das neue Medikament Naltrexon? Ist das die Medizin für Alkoholismus? (Andere Präparate mit gleicher Indikation in Deutschland „Campral®, in Österreich „Revia®)

Antwort Zunächst einmal ist Naltrexon kein neues Medikament. Es ist über lange Jahre angewandt worden, um eine Blockade der Opiatrezeptoren im Gehirn, die für den euphorischen Zustand als Antwort auf die Droge verantwortlich sind, bei Opiatmißbrauch zu erreichen. Naltrexon wurde von einigen Alkoholikern (in zwei Gruppen von 70 und 104 Patienten) in einer Studie (Volpicelli, J.R.,Alterman,A.L., et al. Naltrexone in the Treatinent of Alcohol Dependence. Archives of 49: 876-880, 1992) getestet und es wurde berichtet, daß die Rückfallquote im Vergleich zur Kontrollgruppe in der dreimonatigen Beobachtungszeit etwa um die Hälfte gesenkt wurde. Es wurde ebenfalls berichtet, daß einige Leute weniger Verlangen nach Alkohol, Medikamenten oder Drogen verspürten, andere gaben an, daß es den alkoholbedingten Rausch gedämpft habe. Die Wirkung des Medikaments beim Alkoholiker scheint in ähnlicher Weise wie beim Opiatabhängigen zu funktionieren. In der Tat ist Naltrexon aber für den Alkoholiker kein Medikament, und keinesfalls die richtige Behandlungsmethode. Die Behandlung von Alkoholismus beinhaltet eine tiefgehende psychologische, spirituelle und emotionale Umschichtung, wobei die Krankheitsopfer in ihrem Wesenskern vom Trinkzwang frei werden. Es ist das Ergebnis aus der bewußten und der unbewußten Verinnerlichung von Prinzipien und Werten, das aus den Fesseln der Krankheit zu befreien vermag. Naltrexon kann nichts derartiges bewirken, noch wurde dies erwartet oder Naltrexon dafür entwickelt. Obwohl diese Untersuchungen, um den Wert des Medikaments für die Therapie in der Zukunft abzuschätzen, eine zu kleine Anzahl von Alkoholikern einschliessen, kann Naltrexon, ähnlich dem Disulfiram, den Menschen helfen, die Trinkmenge zu reduzieren oder sogar mit dem Trinken aufzuhören. Es könnte zur Vermeidung von Rückfällen wirksam sein.

Frage Nach meinem letzten Schluck schloß ich mich den AA an. Sie rieten mir, immer Orangensaft mit Honig zu trinken, wenn Angst- oder Suchtzustände auftreten. Diese Maßnahme schien mir zu helfen. Warum?

Antwort Selbstentwöhnung von neun bis zwölf Dosen Bier wird von zahlreichen Biertrinkem im ganzen Land gemacht. Dabei erfahren sie kaum mehr als ein Gefühl von Unwohlsein,

Nervosität, Zittrigkeit, gering vermehrtes Schwitzen, und ein mehr oder weniger stark ausgeprägtes Verlangen nach der einen Dose Bier, die, Sie wissen es, „die Dinge wieder ins Lot bringen wird". Selten hat der Betroffene schwere Entzugssymptome nach dieser täglichen Trinkmenge, es sei denn, es kommt eine Fehlernährung hinzu. Patienten, die aufgrund von Lungenentzündungen oder schweren Unfällen plötzlich aufhören, neun bis zwölf Bier zu trinken, neigen zu schweren Entzugssymptomen oder Delir, die lebensbedrohlich sein können. Bei ansonsten gesunden Personen, ist der Versuch „vom Stoff runterzukommen", ein Teil der Geschichte von Menschen, die es letztendlich doch noch schaffen, zu den AA zu gehen. Dort lernen sie, daß es nicht das Aufhören ist, das zählt, sondern das „Nicht-Wieder Anfangen".
Und nun zum Orangensaft mit Honig: Alles was auch immer hilft, ungefährlich ist und sogar gut schmeckt, ist in Ordnung. Über diese Mixtur gibt es keine wissenschaftlichen Veröffentlichungen. Wir wissen aber aus Erfahrung, daß die Wissenschaft öfter hinter dem, was die Menschen schon seit Jahrhunderten gewußt und wovon sie Gebrauch gemacht haben, hinterherhinkt.

Frage Warum leiden immer mehr Menschen an Suchtmittelmißbrauch, wo man sich doch inzwischen fast überall dagegen behandeln lassen kann?

Antwort Es gibt immer mehr Menschen, die Substanzmißbrauch betreiben, doch laut dem Nationalverband der Versorger von Suchtbehandlung (NAATP) bekommen zur Zeit nur 15 Prozent der Personen, die Substanzmißbrauch betreiben, eine dringend benötigte Behandlung. Weniger als ein Drittel von einem Prozent der krankenversicherten Arbeiter werden wegen ihrer Alkohol-, Medikamenten- und/oder Drogenabhängigkeit behandelt. Die vom Bund bezuschußten

Programme sind überlaufen. Die meisten Privatprogramme aber arbeiten weit unter ihrer Kapazität; mehr als 300 solcher Programme mußten in den vergangenen drei Jahren wegen Patientemnangels ihre Türen schließen. Die Kosten aufgrund von unbehandeltem Substanzmißbrauch sind hoch: es wird geschätzt, daß 10 bis 23 Prozent der Arbeiter illegale Drogen nehmen; geschätzte 6 bis 16 Prozent der Arbeiter sind Alkoholiker. Als Resultat entsteht in beiden Gruppen gemeinsam, ein Ausfall von 500 Millionen Arbeitstagen jährlich, der im Jahr fast 20 Milliarden Dollar kostet. Der Verlust der Produktivität, infolge Alkohol-, Medikamenten- und/oder Drogenabhängigkeit, kostete im Jahre 1988 40 Milliarden Dollar wobei mehr als 33 Milliarden Dollar mit dem Alkoholmißbrauch zusammenhängen. Die Hälfte aller im Krankenhaus untergebrachten Patienten leidet an alkoholbedingten Erkrankungen oder Unfällen.

Das Problem ist, nach den Aussagen der NAATP, daß die Öffentlichkeit die Sucht als ein Verbrechen, aber nicht als eine Krankheit ansieht. Daraus ergibt sich, daß Krankenversicherungen sich berechtigt fühlen, die Behandlung der Abhängigkeit von Mißbrauchssubstanzen aus der Leistungspflicht auszuschließen oder zu streichen. Gleichzeitig hemmen die unangemessenen Maßnahmen und Beschränkungen seitens der Krankenversicherung die Effektivität und schränken die Kapazität von öffentlichen Programmen ein. Grundsätzlich funktioniert zwar die Behandlung, aber sie wird nicht in dem Maße genutzt, wie sie sollte. Sie ist kosteneffektiv, sie rettet Leben und verhindert die Verschwendung von Ausgaben in der Gesundheitsvorsorge. Es besteht jedoch eine Notwendigkeit für eine einheitliche Politik, die den Zugang zur Behandlung von Substanzmißbrauch fördert und einführt.

Frage Warum können manche Leute nüchtern werden und andere nicht, obwohl sie es versuchen? Mein Sohn starb vor zwei Jahren, während er alleine mit seinem Schnellboot fuhr und dabei trank. Er ertrank. Erst jetzt ist es mir möglich darüber zu sprechen. Er hatte zwei Behandlungen hinter sich und ging für eine Weile zu den AA.

Antwort Mein aufrichtiges Beileid. Menschen, die unbedingt vom Alkohol loskommen und nüchtern bleiben wollen, schaffen es trotz mancher Rückfälle fast alle. Häufig jedoch passiert gerade während dieser Rückfälle manchmal ein tragischer Unfall. Ertrinken ist der vierthäufigste Unfalltod in den USA und dabei ist Alkohol bei mehr als der Hälfte der Fälle im Spiel.

Frage Können Sie mir sagen, wie die Chancen für jemanden nach einer Behandlung stehen, daß er oder sie nüchtern wird und bleibt?

Antwort Was Sie wissen wollen, ist, wie hoch die Genesungsrate nach einer vollständigen Behandlung ist. Ob eine Person an einer stationären Behandlung im Krankenhaus oder an einem ambulanten Programm teilnimmt, hängt vom Schweregrad der Abhängigkeit ab. Eine Untersuchung, in der 65.000 Patienten nach Behandlungsabschluß befragt wurden, zeigte, daß etwa 60% eine vollständige und kontinuierliche Abstinenz im ersten Jahr aufrecht erhalten konnten. (CATOR independent treatment outcoine evaluation service, St. Paul, @, 1994) Die durchschnittlichen Zahlen sehen folgendermaßen aus: von den Patienten, die Selbsthilfegruppen (AA) mindestens einmal wöchentlich für ein Jahr besuchen, bleiben 73%; von denjenigen, die dieses nur sporadisch tun, bleiben nur 53% trocken; und von denen, welche nie eine Selbsthilfegruppe besuchten bzw. damit aufhören, bleiben 44% trocken. Die Abstinenzraten für jene, die ein bis zweimal pro Woche kontinuierlich eine professionelle Nachsorge in

Anspruch nehmen, zeigen nach zwölf Monaten, daß 85% nüchtern bleiben; diejenigen die ab dem 6. bis 11. Monat fehlen, bleiben zu 70% abstinent; von denjenigen die nur ein bis fünf Monate durchhalten, werden 55% eine beständige Trockenheit erreichen. Und solche, die sich an die empfohlene Behandlung überhaupt nicht halten, zeigen eine 56prozentige Abstinenzrate. Menschen, die Selbsthilfegruppen wie die AA aufsuchen und sich auch einer professionellen regelmäßigen Behandlung anvertrauen, haben den höchsten Genesungsanteil und zwar mehr als 85%. Es wird erwartet, daß diejenigen, welche die AA besuchen, dies dauerhaft tun. Im ersten Jahr nach der Behandlung sind die Risiken für einen Rückfall der Patienten am größten. Diese Risiken nehmen verschiedene Formen an, bestehend aus emotionalen, zwischenmenschlichen, sowie möglicherweise finanziellen oder strafrechtlichen Problemen, denen man am besten durch eine dauerhaft regelmäßige Teilnahme an Selbsthilfegruppen und professionelle Hilfsangebote begegnet. Zusammenfassend gesagt: Menschen, die eine Behandlung abschließen, aber keine Nachsorge betreiben, sei es der Besuch der Selbsthilfegruppen oder die regelmäßige Kontaktaufnahme professioneller Helfer, haben eine unter 50% liegende Chance, trocken zu bleiben; diejenigen, die beide Angebote in Anspruch nehmen, bleiben mit einer Wahrscheinlichkeit von über 80% trocken.

Frage Wie werden Ärzte bezüglich Alkoholismus, Medikamenten- und/oder Drogenabhängigkeit an den medizinischen Hochschulen ausgebildet?

Antwort Die Ausbildung ist heutzutage wesentlich umfangreicher und besser als zu meiner Zeit. Damals, in den 30er und 40er Jahren, verstand man unter Alkoholismus: „Spelunkengänger“, „Leberzirrhose“, „Drehtürpatienten“, „Dreckmacher im Wartezimmer“, „sie zahlen nie“ usw.

Seitdem im Jahr 1955 Alkoholismus durch die amerikanische Medizinische Gesellschaft als eine Krankheit beschrieben worden ist, begann man in dem Ausbildungsprogramm für Mediziner, nicht nur die körperlichen Veränderungen des Alkoholikers, sondern auch die psychischen und sozialen Aspekte der Krankheit zu lehren.
Eines der ausgeklügelten und effektivsten Programme für Medizinstudenten wurde vor neun Jahren am Betty Ford Center, als die sogenannte Sommerschule für Alkoholismus, für angehende Ärzte etabliert.
Nachdem die Medizinstudenten hier etwas über die körperlichen und psychischen Aspekte der Krankheit gelernt haben, erleben sie eine Woche lang den Behandlungsprozeß als Patient. Der Student lernt, daß es eine wirksame Behandlung gegen Alkoholismus gibt und wird in die Lage versetzt, die an Alkoholismus leidenden Menschen, wie jeden anderen sonst auch, einschließlich sich selbst, zu betrachten.
In dem, wie wir über diejenigen mit einer Suchterkrankung denken, ist es wichtig für uns alle, als eine Gesellschaft, uns von Vorurteilen weg - und zum wohlwollenden Verständnis hinzubewegen.

Frage Ist es wahr, daß man warten muß, bis der Betroffene den „Tiefpunkt" erreicht hat, ehe man dagegen etwas unternehmen kann? Ich weiß, daß man warten muß, bis jemand von selbst mit dem Trinken aufhören will. Aber gibt es denn etwas, was unternommen werden kann, bevor er sein eigenes Leben, so wie das seiner drei Kinder und mein eigenes total ruiniert?

Antwort Ja, es kann etwas gemacht werden. Zunächst aber lassen Sie mich einige Ihrer falschen Vorstellungen über den „Tiefpunkt" und sein „Aufhörenwollen" ins rechte Licht rücken. Diese veralteten Vorstellungen haben sich aufgrund der Erfahrungen Tausender von Alkoholikern als falsch erwiesen. Die Alkoholiker sind dazu „motiviert“ worden, Hilfe in Anspruch zu nehmen. Diese Motivation nennt man Intervention. Sie kann sich als informelle Überzeugungsarbeit zur Hilfesuche äußern, auf die er in diesem Stadium gerne verzichtet. Sollte dies der Fall sein, könnten Sie einige Maßnahmen - es sei denn, er ist bereit sich helfen zu lassen - wie die Kontaktsperre zu den Kindern und die Androhung des eigenen Verlassens, ergreifen.

Eine formalere Art der Intervention kann unter Hinzuziehung eines professionellen Interventionstherapeuten durchgeführt werden, welcher einige Zeit mit der Familie und anderen Betroffenen verbringt, um sie in Abwesenheit des Alkoholikers oder der Alkoholikerin darin zu unterrichten, wie die Intervention abzulaufen hat. (Informationen und Kontakte erhalten Sie über den FABA e.V.).

Nach der Vorbereitung und Erprobung wird der/die Alkoholiker/in, quasi als Überraschungseffekt, da er oder sie sich sonst verweigert, in die Gruppe mit einbezogen. In der Versammlung werden Emotionen, Gefühle der Liebe, die Aufzählung der für die Kinder besonders schlimmen Zeiten, die Androhung der Entlassung durch den Arbeitgeber, den sie möglicherweise als Teil in die Intervention mit einbeziehen, und die Andeutung des eigenen Verlassens zum Ausdruck gebracht. Ziel all dieser Maßnahmen ist, den Alkoholiker zur Einwilligung in die Behandlung zu bewegen. Dies funktioniert bei über 80% der Alkoholiker.

In den vergangenen zwei Jahrzehnten haben sich die Interventionen als das wirksamste Werkzeug bei der Genesung von Alkoholikern oder anderen Medikamenten- und Drogenabhängigen gezeigt.

Es ist auch ganz deutlich geworden, daß sich die Tendenz des Alkoholikers zum Widerstand, wenn er sich dann tatsächlich in Behandlung befindet, verändert. Letztendlich, wenn es klar ist, daß ein Familienmitglied, ein Arbeitskollege oder ein

Freund an Alkoholismus leidet, sollten Strategien entwickelt und Schritte bis hin zu einer formalen Intervention in Angriff genommen werden.

Frage Helfen Gebete beim Versuch, den Alkoholiker zum Aufhören zu bewegen?

Antwort Manchmal, so scheint es, sind das die einzigen Dinge, die helfen. Hoffnung und die inneren spirituellen Kräfte, die beim Gebet angesprochen werden, können denjenigen stabilisieren, der dem Alkoholiker beisteht und der zusehen muß, wie sich des Alkoholikers Tragödie abspielt. Mehrfach bestätigen mir Leute, daß sich, nachdem sie gebetet haben, Hilfe bei völlig unerwarteten Gelegenheiten gezeigt hat. Übrigens, ich bitte Sie, das Behandlungszentrum in ihrer Gemeinde (oder FABA) anzurufen und eine Vereinbarung zu treffen, damit Ihre Familie sofort in ein Behandlungsprogramm aufgenommen wird. Aufgrund Ihrer zugespitzten finanziellen Lage, weil Sie arbeitslos sind, und Ihre Frau mit drei Kindern betrunken zu Hause sitzt, wie Sie es in Ihrem Brief erwähnen, fragen Sie dort, nach der großzügigen finanziellen Unterstützung, die dieses spezielle Therapiezentrum für solchen Personenkreis, der sich dieses sonst nicht leisten kann, anbietet. Allerdings, hören Sie nicht auf zu beten.

Frage Kann eine kalte Dusche oder starker Kaffee einen Menschen wirklich schneller nüchtern werden lassen? Bei mir funktioniert es nie, wenn ich versuche, meine Freunde auf diese Weise zu ernüchtern.

Antwort Jeder Körper baut Alkohol nach einem persönlichen Fahrplan ab. Die Leber verarbeitet 30ml 50prozentigen Schnaps, einen halben Liter Bier oder 150ml Wein in einer

Stunde. Das entspricht 15 Gramm reinem Alkohol pro Stunde, und selten geschieht dies schneller oder langsamer. Wenn also jemand zehn Gläser innerhalb von ein bis zwei Stunden trinkt, dauert es fünf Stunden, damit der Alkoholspiegel im Blut auf eine Promillegrenze von 0,8 erreicht. Erst nach insgesamt zehn Stunden sinkt der Wert auf Null. Zur Zeit ist kein Medikament verfügbar, daß zu einer raschen Ernüchterung, wie mit Narcanti® bei einer Opiatüberdosis, führt. Die kalte Dusche also, die subjektiv ernüchternd wirkt, hat dennoch keinerlei Wirkung auf die Geschwindigkeit des Abbaus von Alkohol im Blut. Kaffee verschlimmert nur das zwangsläufige Zittern, das man während der zehn Stunden für die Entgiftung zu erwarten hat.

Anonyme Alkoholiker

Frage Wie ist die Erfolgsrate der AA? Ich habe das nirgends veröffentlicht gesehen.

Antwort Alle paar Jahre führen die AA eine Befragung ihrer Mitglieder durch. Entsprechend einer Befragung von 6500 zufällig ausgewählten AA Mitgliedern in den USA und Kanada aus dem Jahre 1992 lebten 34% der Befragten von einem bis zu fünf Jahren abstinent, 31 % waren erst weniger als ein Jahr abstinent. Die durchschnittliche Zeit der Abstinenz der AA-Mitglieder beträgt mehr als fünf Jahre. Nach Angaben der weltweiten AA-Dienste ist die Befragung so ausgelegt, daß man zum einen die Fachleute und die Öffentlichkeit über die nüchternen Zahlen informiert, zum anderen werden werden sie an alle weitergegeben, die an Alkoholismus leiden.
Zu mehr Informationen über die AA schreiben Sie an:
Anonyme Alkoholiker, Gemeinsames Dienstbüro,
Postfach 460227, 80910 München

Frage Ich habe eine stationäre Behandlung für Alkoholiker abgeschlossen. Ich mußte fünf Wochen in Behandlung bleiben. Ich habe damals, so glaube ich jedenfalls, fast alles gelernt, was ich wissen muß, um trocken zu bleiben. Mein Therapeut sagte mir, daß ich ein AA-Treffen besuchen sollte. Ich ging ein paarmal hin, aber ich wußte mehr über Alkoholismus als die meisten Leute dort, obwohl viele von ihnen seit geraumer Zeit nüchtern waren. Was kann ich noch dazu lernen?

Antwort Wie Sie langfristig nüchtern bleiben! Eine Information, die Ihnen entgangen zu sein scheint, betrifft die Bereitschaft, alles zu tun, um eine dauerhafte Nüchternheit zu erreichen, und daß der wichtigste Teil dieser Bereitschaft, der Besuch von AA-Treffen ist. Das bloße Wissen über diese Krankheit hat wenig oder gar nichts damit zu tun, ob Sie dem nächsten Glas widerstehen können. Falls Sie diese wesentliche Voraussetzung nicht begreifen, haben Sie noch viel zu lernen. Gehen Sie bitte zu neunzig Meetings in 90 Tagen und dann prüfen Sie Ihr Wissen nochmals. Glauben Sie mir, daß jene auf lange Zeit nüchternen Menschen in den Meetings wahrscheinlich einige Dinge mehr wissen als Sie.

Frage Kann jemand von den AA ausgeschlossen werden, weil er oder sie ständig rückfällig wird?

Antwort Nein! In der Tat ist Alkoholismus bis vor ungefähr 10 Jahren in der medizinischen Literatur als eine Störung, für die Rückfälle charakteristisch waren, beschrieben worden. Lediglich das Verhalten der rückfälligen Person bestätigt die Vorurteile der meisten Mediziner, die die große Anzahl der genesenden Alkoholiker nicht kennen. Viele Alkoholiker sind immer wieder rückfällig geworden, bevor sie zu den AA kamen; andere werden immer wieder Rückfälle erleiden. So ein Rückfall in die Sucht kann ein heilsamer Schock, aber auch tödlich sein. Manche kommen nicht vom Alkohol los, weil ihnen die Bereitschaft dazu fehlt und „im Programm zu leben". Egal, ob Sie die Frage für sich selbst, einen Freund oder Verwandten gestellt haben, möchte ich Sie wissen lassen, daß es spezielle Behandlungsmethoden für den Umgang mit chronischer Rückfälligkeit gibt. Es ist auch ein wichtiger Grund, um sich professionelle Hilfe zu holen, idealerweise im Rahmen einer stationären oder intensiven ambulanten Behandlung. Ungeachtet dessen, ob der Rückfall kurzzeitig, ohne größere Konsequenzen oder doch eine große Katastrophe ist, ist eine Genesung immer möglich und auch wahrscheinlich, wenn der Rückfällige wirklich aufhören will und zusätzlich die AA-Treffen besucht.

Frage Ich gehe zu den AA-Treffen ungefähr einmal pro Woche, mich schreckt allerdings der religiöse Ton der Gespräche ab. Ich erkenne mich in den Saufgeschichten der anderen zwar wieder und sie helfen mir auch dabei, nüchtern zu bleiben. Aber ich verstehe nicht, was Gott damit zu tun haben soll.

Antwort Ein Zitat des großen Psychiaters C. G. Jung, gleichzeitig ein naher Freund Bill Wilsons, dem Gründer der AA, druckt die Antwort auf diese gute Frage besser aus, als ich das könnte: „Unter allen meinen Patienten in ihrer zweiten Lebenshälfte, d.h. über 35, hat es keinen einzigen gegeben, dessen Problem in der letzten Instanz nicht mit dem Finden einer spirizuellen Weltanschauung zu lösen gewesen wäre. Es ist nicht verkehrt zu sagen, daß jeder von ihnen sich krank fühlte, weil er verloren hat, was lebendiger Glauben ihren Anhängern in jedem Alter gegeben hat und keiner von ihnen ist wirklich geheilt, ehe er nicht seine Weltanschauung wiedergewonnen hat. Dies hat selbstverständlich nichts mit einem bestimmten Glaubensbekenntnis oder Zugehörigkeit zu einer

Kirche zu tun“ (C. G. Jung, Gesammelte Werke, Band 11, Seite 334). Ich denke, dieses Zitat betont die Rolle der Spiritualität bei der Genesung.

Frage Ist es notwendig, lebenslang zu den AA-Meetings zu gehen? Wie lange nimmt die Behandlung des Alkoholismus in Anspruch?

Antwort Ja. Behandlung wird solange benötigt, wie lange eine Person Alkoholismus hat und diesen hat sie ein Leben lang. Ähnlich wie beim Diabetes, der Herzkrankheit, dem Rheuma und anderen chronischen Erkrankungen ist die Behandlung kontinuierlich. Das Behandlungsziel aller dieser Krankheitsformen, einschließlich des Alkoholismus, ist das Erreichen eines optimalen Gesundheits- und Funktionsdauerzustands. Das bedeutet, daß die zerstörerischen Symptome der Erkrankung im Zaun gehalten werden, es gibt aber bei einigen Krankheiten wie Alkoholismus, Diabetes und anderen keine Heilung.

Im Fall des Alkoholismus würde eine Heilung bedeuten, daß der Betroffene wieder Alkohol trinken kann, ohne die Kontrolle zu verlieren oder andere negative Folgen.
Die Erfahrung hat uns gelehrt, daß es keine Wiederkehr zum kontrollierten Trinken gibt. Abstinenz kommt dennoch nicht automatisch und bleibt nicht dauerhaft nach der anfänglichen Behandlung. Zur Genesung vom Alkoholismus braucht man ein gegenwärtiges Bewußtsein für die Natur der Erkrankung und die Risiken eines Rückfalls.
Tatsächlich muß jeder Alkoholiker die Prinzipien, die unentbehrlich für die Rückfallvorbeugung sind, für den Rest seines Lebens praktizieren. Die Mehrzahl der genesenden Alkoholiker setzt ihre Teilnahme am AA-Progranun mit der Bildung von Spiritualität, geistiger Gesundheit und kraftvoller Gruppenunterstützung ihr Leben lang fort.

Frage Ich bin im neunten Jahr meiner Trockenheit und in den letzten drei Jahren ging ich zu den AA vielleicht höchstens einmal im Jahr. Während der ersten sieben Jahre machte ich eine erfolgreiche Psychoanalyse und im letzten Jahr war das Ziel meines Therapeuten, mich von den AA abzubringen. Er kennt sich mit dem AA-Programm aus und unterstützt es, aber er behauptet, daß meine Fortschritte, mein Wachstum und meine Einsichten so überzeugend seien, daß die AA und ihre „vorherrschende Meinung" sich hinderlich auf mein Wachstum auswirken würden. Ich bin nicht besser als sonst jemand und ich bin den AA dankbar, daß sie mich auf den Weg der Genesung brachten. Ich habe kein Verlangen danach zu trinken, und wenn jemand neu zu den AA kommt, unterstütze ich ihn. Aber ich spüre nach sieben Jahren, daß die AA nicht länger von Interesse für mich sind. Ich bitte um Ihren Kommentar.

Antwort Da die Schritte des AA-Programms die Grundlage für ein Leben in psychischer und emotionaler Gesundheit bilden, kann ich mir darauf keinen Reim machen, daß eine fortgesetzte Teilnahme am Programm eine Behinderung Ihres persönlichen Wachstums darstellen sollte. Sie erwähnten auch, die AA und ihre „vorherrschende Meinung". Mein Kommentar dazu ist, daß diese vorherrschende Meinung nicht das Wesen der AA ausmacht, das vielmehr aus individuellen Teilen von Erfahrung, Kraft und Hoffnung besteht. Es ist eine Tatsache, daß die Wechselbeziehung unter den AA-Gruppenmitgliedern eine effektive Therapieform darstellt, welche viele Jahre den psychischen und spirituellen Bedürfnissen der genesenden Teilnehmer gerecht wurde. Menschen auf jedem Bildungsniveau finden die Prinzipien der AA für die Aufrechterhaltung der Nüchternheit ausreichend. Zeitweilig geraten einige Personen in ihrem Fortschreiten in Richtung „zufriedene Nüchternheit" ins Stocken und entdecken dann, daß einige Sitzungen bei psychotherapeutisch ausgebildeten

Professionellen hilfreich sein können. Hauptzweck der professionellen Unterstützung ist jedoch, dem AA-Mitglied bei der Nutzung des Programms zu helfen und es nicht davon abzubringen. Schließlich verstehe ich Ihre Frage und finde sie wertvoll, aber ich glaube, das Beste ist das fortdauernde Engagement bei den AA (wenn Sie wahrhaft ein Alkoholiker sind) und zusätzlich irgendeine hilfreiche Therapie Ihrer Wahl.

Frage Was soll der AA-Geburtstag?

Antwort Das ist durchaus ernst zu nehmen. Der Geburtstag markiert den erfolgreichen Übergang von einem Jahr der Nüchternheit in das nächste. Die Tradition dieser Feier ist häufiger in Kalifornien als im Rest der Vereinigten Staaten. Die große Bedeutung für das Geburtstagskind und die Anwesenden: Das Programm funktioniert. Möglicherweise erscheinen Geburtstage solcher Art einem Nichtalkoholiker abgegriffen und leer, aber für den genesenden Alkoholiker hat die Feier eine freudige und wichtige Bedeutung, da das Geburtstagskind auf der Geburtstagsfeier die ersten Zeichen der Freiheit vom Gefängnis der Sucht erlebt. Ein wichtiger Teil der Feier ist, daß derjenige, der den Geburtstag begeht, sich seiner Geschichte bewußt wird; daß er sich daran erinnert, wie es war, als er sich in den Klauen der Sucht befand, bis er an diesem einen Tag mit Hilfe der AA den Prozeß der Rückkehr zu geistiger und körperlicher Gesundheit begann. Der noch zitternde Neuling vernimmt die wirkliche Botschaft der Feier, die besagt: „Dieses Programm funktioniert, und wenn er oder sie es schaffen kann, kann ich es auch."

Frage Wie kann ich eine neue AA-Gruppe ins Leben rufen? Ich wohne in einem abgelegenen Landstrich, und der nächste Ort mit 3500 Einwohnern ist 25 Kilometer entfernt, dort gibt es noch keine Anonymen Alkoholiker. Ich bin seit vier Jahren trocken und zog vor einem Monat aus beruflichen Gründen um.

Antwort Was Sie hier machen, ist was Bill Wilson, der Gründer der AA im Juni 1935 in Akron, Ohio machte. Rufen Sie den Pfarrer in irgendeiner Kirche in Ihrer Umgebung an. Er wird Ihnen wahrscheinlich sagen können, ob es jemanden in seiner Gemeinde gibt, der Ihre Hilfe brauchen und wollen könnte. Dies könnte der Anfang einer wunderbaren Sache in Ihrer Gemeinde sein. Schreiben Sie auch an:
Anonyme Alkoholiker, Postfach 460227,
80910 München, damit Sie mehr Hilfe und Literatur bekommen.

Frage Ich bin ein Neuling bei den AA. Ich hörte von den AA und begann zu den Meetings zu gehen.
Einige bei den AA sagen mir, daß ich einen „Sponsor“ brauche. Glauben Sie, daß das wirklich notwendig ist?

Antwort Einige haben es geschafft, ohne einen sogenannten Sponsor zu genesen. Aber es ist eine gute Idee der Anonymen Alkoholiker. Im wesentlichen ist der Prozeß der Sponsorenschaft der folgende: Ein Alkoholiker, der in seiner Genesung fortgeschritten ist, gibt seine Erfahrungen kontinuierlich und individuell weiter an einen anderen Alkoholiker, der Nüchternheit durch die AA zu erlangen bzw. aufrechtzuerhalten versucht. Einen „Sponsor“ zu haben hat viele Vorteile - nicht zuletzt den, jemanden zu haben, mit dem Sie Ihre Gedanken und Gefühle über alles teilen können. Der Aufbau einer wirkungsvollen Beziehung zu einem „Sponsor“ erfordert einige Zeit und nicht selten muß man einige „Sponsoren“ ausprobieren, bevor der Richtige gefunden wird. Dann kann sich eine wunderbare Freundschaft entwickeln

Frage Was sind die zwölf Traditionen der Anonymen Alkoholiker?

Antwort 1.

Unser gemeinsames Wohlergehen sollte an erster Stelle stehen; die Genesung des einzelnen beruht auf der Einigkeit der Anonymen Alkoholiker.

2.

Für den Sinn und Zweck unserer Gruppe gibt es nur eine höchste Autorität - einen liebenden Gott, wie er sich in dem Gewissen unserer Gruppe zu erkennen gibt. Unsere Vertrauensleute sind nur betraute Diener; sie herrschen nicht.

3.

Die einzige Voraussetzung für die AA-Zugehörigkeit ist der aufrichtige Wunsch, mit dem Trinken aufzuhören.

4.

Jede Gruppe sollte selbständig sein, außer in Dingen die andere Gruppen oder die Gemeinschaft der AA als Ganzes angehen.

5.

Die Hauptaufgabe jeder Gruppe ist, unsere AA-Botschaft zu Alkoholikern zu bringen, die noch leiden.

6.

Eine AA-Gruppe sollte niemals irgendein außenstehendes Unternehmen unterstützen, finanzieren oder mit dem AA-Namen decken, damit uns nicht Geld-, Besitz und Prestigeprobleme von unserem eigentlichen Zweck ablenken.

7.

Jede AA-Gruppe sollte sich selbst erhalten und von außen kommende Unterstützung ablehnen.

8.

Die Tätigkeit bei den Anonymen Alkoholikern sollte immer ehrenamtlich bleiben, jedoch dürfen unsere zentralen Dienststellen Angestellte beschäftigen.

9.

Anonyme Alkoholiker sollten niemals organisiert werden.

Jedoch dürfen wir Dienst-Ausschüsse und Komitees bilden, die denjenigen verantwortlich sind, denen sie dienen.

10.

Anonyme Alkoholiker nehmen niemals Stellung zu Fragen außerhalb ihrer Gemeinschaft; deshalb sollte auch der AA-Name niemals in öffentliche Streitfragen verwickelt werden.

11.

Unsere Beziehungen zur Öffentlichkeit stützen sich mehr auf Anziehung als auf Werbung. Deshalb sollten wir gegenüber Presse, Funk, Film und Fernsehen stets unsere persönliche Anonymität wahren.

12.

Anonymität ist die spirituelle Grundlage aller unserer Traditionen, die uns immer daran erinnern soll, Prinzipien über Personen zu stellen.

Frage Was sind die häufigsten Einwände Betroffener, um nicht zu den AA zu gehen?

Antwort Nachfolgend einige Beispiele, von denen es wahrscheinlich viel mehr gibt:

1.

Ich bin ein Privatmann. Meine Familie hat noch nie ihre schmutzige Wäsche in der Öffentlichkeit gewaschen.

2.

Die Furcht vor dem „öffentlichen Bekanntwerden“.
Das würde meine Karriere, meinen Ruf ruinieren. Was würde meine Familie von mir halten? Ich glaube nicht, daß es dort Anonymität gibt.

3.

Ich brauche keine Menschen, die mir sagten, was ich zu tun oder zu lassen habe. Mein Leben ist außer Kontrolle geraten. Ich kann es allein bewältigen. Ich will nicht die Kontrolle über mein Leben verlieren.

4.

Mit dieser Gruppe kann ich mich nicht anfreunden.
Sie sind schlimmer als ich. Sie sind nicht gerade mein Typ. Sie sind krank, böse oder verrückt.

5.

Meine Arbeit, meine Pläne lassen es nicht zu.

6.

Es ist ein religiöser Kult. Ich glaube nicht an Gott.
Mit Religion habe ich nichts am Hut.

7.

Ich verstehe die Anonymen Alkoholiker nicht. Ich weiß nicht oder ich glaube nicht daran, was sie sagen, d.h. ich bin nicht krank oder erkrankt.

8.

Vor Gruppen rede ich nicht. Ich diskutiere nur mit meinem Gegenüber.

9.

Ich bin ein hoffnungsloser Fall. Wenn Sie mich wirklich kennen würden, wüßten Sie, daß es mit mir nicht funktionieren kann. Ich bin ein schlimmer Säufer. Ich bin wirklich verrückt.

10.

Wenn ich tatsächlich eine Krankheit habe, wie sollte mir dann ein Haufen von Amateuren helfen?

11.

Meine Mutter würde sterben, wenn Sie über meine Mitgliedschaft bei den AA erfahren würde.

Seltsamerweise sind die meisten Menschen, die das alles sagten, schließlich doch noch bei den AA gelandet, da in den meisten Fällen nur diese Gruppe ihnen helfen konnte (Talbott, Doug. Marsh Institute, Atlanta).

Frage Ich bin nun seit ungefähr drei Jahren im AA-Programm und ich bin nicht fähig, daß glückliche, freudige und freie Gefühl zu empfinden, das die meisten meiner Freunde in dem Programm zu haben scheinen. Ich gehe drei bis fünfmal pro Woche zu den Treffen, habe einen Sponsor und ich teile bei den Meetings meine Gedanken und Gefühle. Aber ich fühle mich immer noch nicht als ein Teil der Gruppe.

Antwort Ich weiß genau, was Sie meinen. „Es gibt manche Leute, die auf einer Stufe der Genesung verharren, sie sind zwar trocken, kommen aber gesellschaftlich nicht zurecht, was die Folge von Angst ist, oder weil sie niemals ein gutes realistisches Bild von sich selbst entwickelt haben, das sie tragen würde." (Kinney, Jean, M.S.W., and Leatom, Gwen. Loosening the Grip. C.V. Mosby Co., St. Louis, Mo. 1978, p.159)
Eines der großartigen Dinge bei den AA ist das Gefühl, das einem durch die Gruppe vermittelt wird, wirklich der Gruppe anzugehören. Aber irgendwie scheinen Menschen, die die zusätzliche Last der Ängstlichkeit tragen, dieses nicht zu finden. Viele Mitglieder der AA kommen nicht über die erste Stufe der Genesung hinaus, und zwar aufgrund unbewußter Ängste und dem Mangel an Ideen, wie sie ihr Leben in Nüchternheit gestalten sollen. Ohne sich ihrer Notlage bewußt zu sein, treten sie auf der Stelle, während die anderen freudig im Programm fortfahren. Aus Erfahrung sind Alkoholiker Meister in der Bewältigung von Krisen, aber wenn einmal ein stabiler nüchterner Zustand erreicht worden ist, kommt es darauf an, sich sozial, beruflich und bei den AA zusätzlich zu den Besuchen der Meetings zu engagieren. Es gibt einige Leute im Programm, die wirkliche Angst haben, die „Rettungsringe" über Bord zu werfen, selbst wenn sie sicher an Land sind. Ich würde vorschlagen, daß Sie sich weiterhin bei den AA engagieren und daß Sie den Glauben nicht verlieren, eines Tages das Gefühl der Zugehörigkeit zu haben.
Schließlich würde ich es in Betracht ziehen in eine Kurzzeittherapie hineinzuschnuppem, damit Sie sich mit den Fragen des Selbstwertgefühls auseinandersetzen.

Frage Wie lange muß eine Person nach der erfolgten Entwöhnungsbehandlung zu den AA gehen? Ich denke, daß ich in der Therapie genug gelernt habe, um ohne zu trinken zurechtzukommen. Was denken Sie darüber?

Antwort Es funktioniert folgendermaßen: Sie haben eine chronische Krankheit (Alkoholismus), bei der Rückfälle charakteristisch sind. Erfahrungen mit genesenden Alkoholikern haben uns gelehrt, wenn jemand sich nicht immer wieder aufs Neue seiner Nüchternheit verpflichtet, kann seine Entschlossenheit zur Abstinenz völlig untergraben werden. Dafür gibt es vielerlei Gründe.
Die Genesung beginnt mit dem Abbröckeln der Verleugnung, die jede Person als grundlegenden Abwehrmechanismus hat. Beim Alkoholiker drückt sich dies so aus, daß das Alkoholproblem heruntergespielt wird oder der Alkohol nicht als Problem angesehen wird.
Der psychische Zustand, der die Genesung einläutet, muß in seinem tiefsten Kern die Überzeugung enthalten, daß man dem Alkohol gegenüber machtlos und völlig wehrlos ist und daß man dem ersten Glas unter bestimmten Umständen nicht widerstehen kann und entgegen jeglicher Vernunft weitertrinken würde.
Die Akzeptanz dieser Machtlosigkeit in den tiefen Winkeln der Psyche nennt man Kapitulation. Wenn jemand wirklich kapituliert, bekommt die Verleugnung tausend Risse.
Die Aufrechterhaltung der Einsicht in die Machtlosigkeit über die Fähigkeit, das erste Glas stehenlassen zu können, ist der eigentliche Grund dauerhaften Engagements bei den AA. Die regelmäßige Teilnahme an den AA Meetings und das Arbeiten in den Zwölf Schritten des A.A Programms als praktizierten Lebensstil, erhält die Kapitulation wirksam. Obwohl einmal besiegt, will Verleugnung immer wieder einmal die Oberhand gewinnen.

Frage Ich war viele Jahre lang bei den AA und es hat nicht funktioniert. Ich weiß alles über die Schritte und all das Zeug. Sogar während ich im Knast saß, ging ich zu den AA - Meetings. Ich hatte ein paar Mal ein Delir. Die Ärzte haben über Alkoholismus keine Ahnung - sie sagen mir einfach, daß ich sterben werde, wenn ich nicht aufhöre. Wie auch immer, es gibt mehr alte Säufer als alte Ärzte, ha, ha. Ich hatte ein paar Drinks, um dies zu schreiben, und ich bin kurz davor aufzugeben.

Antwort Tun Sie's nicht! In Ihrem übrigen Brief sagen Sie, daß Sie 62 Jahre alt sind und alles - Familie, Freunde, Geld, Wohnung - verloren haben und „all dies wegen des Saufens“. Sie sagten einige Dinge, von denen ich denke, daß sie bedeutsam sind: daß Sie drauf und dran sind aufzugeben, was, so hoffe ich, bedeutet, daß Sie bereit sind, vor Ihrer Machtlosigkeit dem Alkohol gegenüber zu kapitulieren, und daß Ihr Leben nicht mehr zu meistern ist. Sie haben auch gesagt, daß Sie alles verloren haben, also haben Sie auch nichts zu mehr verlieren, wenn Sie meinen wärmsten Empfehlungen folgen. Es gibt zwei Orte in Ihrer Stadt, die „betreutes Wohnen“ genannt werden. Man kann dort lange wohnen und erhält Betreuung. Aufgrund der dort herrschenden alkohol- und drogenfreien Umgebung verbunden mit Zuwendung ist schon manches Leben umgekrempelt worden. Rufen Sie mich wegen der Namen dieser Einrichtungen an. Übrigens, diese betreuten Heime werden zum großen Teil von lokalen und staatlichen Geldern finanziert, so daß Ihre finanzielle Situation kein Hindernis für Ihren Eintritt sein wird. Aber Sie müssen anrufen.

Frage Ich bin seit über vierzig Jahren mit einem Alkoholiker verheiratet. Ich habe gesehen, wie meine Schwiegermutter an Alkoholismus gestorben ist. Das war genug für mich,

aber scheinbar nicht genug für ihre zwei Söhne. Mein Mann geht ganz stur zweimal pro Woche zu den AA hier in unserer Stadt. Er geht nicht gern hin, aber er geht.
Er sagte, daß er wirklich einen Sponsor braucht und als er nach einem fragte, wurde ihm gesagt, daß die Gemeinschaft nicht groß genug sei, um einen Sponsor zur Verfügung zu stellen. Ich frage Sie nach einem Vorschlag. Wir können es uns nicht leisten, mit ihm zu einer privaten Einrichtung zu gehen, um Hilfe zu bekommen.

Antwort Es gibt einige seltsame Punkte in Ihrer Frage. Zuallererst muß ich fragen, ob Sie schon von den Al-Anon gehört haben. Wenn nicht, suchen Sie sie auf und schließen Sie sich ihnen an. Sie werden etwas über die AA erfahren und die Al-Anon werden Ihnen mit Unterstützung und Informationen hilfreich zur Seite stehen.
Was die Erfahrung Ihres Mannes in jener AA-Gruppe anbelangt, so könnte er etwas mißverstanden haben. Falls er doch recht hat, sollte er sich einer anderen Gruppe anschließen. Es hört sich überhaupt nicht nach AA an, worüber Sie in Ihrem übrigen Brief berichten. Es gibt viele AA-Gruppen in Ihrer Stadt, wo irgendein Mitglied der AA bereit sein wird, für Ihren Mann Sponsor zu sein. Der regelmäßige Besuch der Meetings, die Hilfe des Sponsors und vielleicht ein häufigerer Besuch der AA-Meetings wären ein großer Schritt in Richtung der Erfüllung Ihrer beiden Leben

Andere Gesichtspunkte der Behandlung

Frage Wie wichtig ist die Behandlung der Abhängigkeit, um über das Alkoholproblem hinwegzukommen? Werden die meisten starken Trinker nicht damit fertig, ohne sich jemals in Behandlung zu begeben?

Antwort Wahrscheinlich tun es manche, aber weder sehen wir sie, noch gibt es in der medizinischen Literatur irgendeinen Hinweis über die Zahl der Opfer des Alkoholismus, welche ohne jegliche Hilfe, sei es Selbsthilfegruppen oder formale Behandlungsangebote, genesen. Und außerdem ist es nicht einfach damit getan, einfach nur trocken zu werden. Eine dauerhafte Abstinenz beinhaltet neue mentale Einsichten, ein besseres soziales Umfeld und eine Neuordnung der Werteskala. Die Behandlung besteht darin, den Opfern dieser Erkrankung diese Änderungen zu verwirklichen helfen.

Frage Was ist der Unterschied zwischen ambulanter und stationärer Behandlung des Alkoholismus? Gibt es irgendwelche besonderen Vorteile der einen oder anderen Behandlungsform?

Antwort Beide Formen haben vergleichbare Genesungsraten abhängig von den behandelten Leuten. Es gibt besondere Vorteile der ambulanten Behandlungsprogramms: Fähigkeit, weiter zu arbeiten, das Wohnen zu Hause, Eingehen und Pflege von wichtigen Beziehungen zu anderen genesenden Alkoholikern, die am Gesellschaftsleben teilhaben und mit denen man die AA-Meetings besucht. Ein anderer Vorteil der ambulanten Betreuung ist, daß die Kosten viel niedriger sind als bei der stationären Therapie.

Wie auch immer, es gibt gleich positive Aspekte der stationären Behandlung: Rund um die Uhr Wohnen und Leben mit Betroffenen, die Sicherheit ärztlicher Betreuung, wenn die Entzugserscheinungen zu gefährlich sind, um sie ambulant anzugehen, und ein Umfeld intensiver Therapie mit einem festen Zeitplan von Beratung, Gruppentherapie, Vorträgen, therapeutischen Absprachen, körperlicher Betätigung und Ausdauertraining, Ernährungstherapie (falls nötig) und die dauernde Auseinandersetzung mit den anderen Betroffenen.

Während der ganzen Zeit findet medizinische Überwachung statt. Personen, die keine medizinische Behandlung beim Medikamenten, Drogen- oder Alkoholentzug benötigen, die in einer stabilen Umgebung mit hilfreicher Unterstützung leben, und die imstande sind, von Alkohol und Medikamenten oder Drogen Abstand zu nehmen, werden wahrscheinlich mit der ambulanten Betreuung Erfolg haben.
Personen, die aus einer ambulanten Versorgung ein oder zweimal herausgefallen sind, jene welche Alkohol oder Drogen außerhalb der therapeutischen Einrichtung nicht widerstehen können oder deren Umfeld zum Trinken oder Drogennehmen verführt, und schließlich alle, die noch an einer schweren Krankheit leiden, die medizinische und andere Hilfen benötigen, um ihren täglichen Bedürfnissen nachzukommen, sind Anwärter für eine stationäre Behandlung.
Es gibt auch eine wesentliche Anzahl körperlich fitter Alkoholiker, deren psychischer Zustand derart gestört ist, daß eine stationäre Behandlung dringend empfohlen werden muß.

Beiden Therapieformen sind gemeinsam:

1. Beurteilung der körperlichen und psychischen Verfassung sowie des Schweregrads der Erkrankung,
2. individuelle Beratung,
3. Gruppentherapie,
4. Vorträge und Lesen einschlägiger Literatur
5. geistige Bewertung und Beratung,
6. körperliches Ausdauertraining,
7. Ernährungsberatung,
8. Familientherapie,
9. Einbeziehung in die Nachsorge und
10. Behandlungskonzept, das auf den Zwölf Schritten der Anonymen Alkoholiker fußt.

Frage Was ist eine Aversionstherapie?

Antwort Aversionstherapie ist eine Art von Konditionierung, basierend auf der Herstellung der Verbindung zwischen Sehen, Riechen und Schmecken von Alkohol und schädigenden oder negativen Reizen, so daß die betroffene Person das Trinken gänzlich meiden soll. Eine Form der Aversionstherapie wird versteckte Sensibilisierung genannt, welche sich der verbalen Suggestion bedient, um das phantasierte Trinken mit unangenehmen Erfahrungen wie Übelkeit in Verbindung zu bringen. Diese Form der Therapie wird im allgemeinen weniger als andere Behandlungsformen angewandt.

Frage Würden Sie etwas zu Akupunktur sagen? Ich habe gehört, daß dies einigen Alkoholikern zusätzlich zu ihrer Behandlung genützt hat. Wie funktioniert Akupunktur?

Antwort Die westliche Medizin versteht nicht genau, wie es funktioniert, aber es scheint eine Wirkung auf das natürliche schmerzlindemde Endorphin-System in Gehirn und Rückenmark zu haben. Die Akupunktur wird seit Tausenden von Jahren in der traditionellen chinesischen Medizin zur Linderung von Schmerzen benutzt und es gibt einige dokumentierte Berichte über ihren wirksamen Einsatz als Anästhetikum bei großen chirurgischen Operationen in China.
In Bezug auf die Linderung der Abhängigkeit wird die Akupunktur genutzt, um die Entzugssymptome von Heroin und anderen Opiatabhängigkeiten erfolgreich zu mindern. Es gab einige Versuche, Alkoholismus mit dem Einbringen von Nadeln bis zu einer Tiefe von 0,5 Millimetern an drei Punkten beider Ohren zu behandeln („Lunge“, shen men“ und der „sympathischer Punkt“). Diese Prozedur wurde während einiger Wochen durchgeführt, und zwar täglich und in längeren Zeitabständen. Die Ergebnisse zeigten, daß über einen

Zeitraum von sechs Monaten manche Personen eine Minderung ihrer Trinkepisoden erfuhren. Zur Zeit scheint es, daß die mögliche vorteilhafte Anwendung der Akupunktur auf die Behandlung des Opiatentzugs beschränkt ist. Nach meinem Dafürhalten hat sie keinen Platz in der Behandlung von Alkoholismus. (in Deutschland wird Akupunktur erfolgreich eingesetzt.)

Frage Ich bin ein Berater der Krankenkassen. Gibt es irgendwelche Statistiken, die die Kosteneffektivität der Behandlung von Alkoholismus belegen?

Antwort Ja. Eine Langzeituntersuchung an über 3500 Alkoholikern zeigte, daß nach der Behandlung die gesamten Gesundheitskosten von behandelten Alkoholikern - einschließlich der Kosten der Alkoholismusbehandlung - von 55 Prozent ihres höchsten Niveaus in der Vorbehandlungszeit auf 23 Prozent sanken, wohingegen die Kosten für die unbehandelten, ausfindig gemachten Alkoholiker weiterhin stiegen. Eine andere Langzeitstudie zeigte, daß die gesamten Kosten für behandelte Alkoholiker 24 Prozent weniger betrugen als vergleichbare Kosten für unbehandelte Alkoholiker. Diese Studien beweisen eine globale Kosteneffektivität der Alkoholismusbehandlung.

Frage Gibt es vergleichbare Programme, die nicht auf der Philosophie einer „höheren Macht“ basieren wie bei den Anonymen Alkoholikern?

Antwort Ja, da gibt es ein Programm, das Rationale Genesung (RR=Rational Recovery) heißt. Laut der mir von dieser Organisation zugeschickten Literatur ist RR ein Selbsthilfeprogramm für Menschen, die von ihrer Abhängigkeit von

Alkohol oder anderen Drogen loskommen wollen. Es basiert auf den Prinzipien rational-emotionaler Therapie (RET), einem weit verbreiteten und gelehrtem Zweig der Psychotherapie, der von Dr. Albert Ellis entwickelt wurde. Erfordert RR Abstinenz? „RR verlangt nichts von Ihnen; was Sie in Ihren Körper hineintun ist eine sehr persönliche Entscheidung. Dennoch stellt RR mit dem Sucht-stimme-Erkennungs-Training (AVRT) eine potente Strategie dar, um eine lebenslange Abstinenz von der problembehafteten Substanz zu erreichen. Menschen in den RR-Gruppen entscheiden sich sehr häufig dafür, in ihrem Leben Alkohol und Drogen keinen Platz freizulassen. Sie lernen, daß der Gebrauch dieser Substanzen eine irrationale Wahl ist.

Sie befähigen sich selbst, rational zu wählen, nicht zu trinken oder jemals eine Droge zu nehmen“ (Ellis, A., Mclnerne“ J.F:, et al. Rational/Emotive Therapy with Alcoholics and Substance Abusers. New York: Pergamon Press, 1988).

Es gibt hunderte von RR-Gruppen im ganzen Land und im Ausland und in einigen Krankenhäusern werden Patienten nach der RR-Methode behandelt. Hier ein weiteres Zitat aus der RR-Literatur: „Die Zwölf-Schritte-Programme haben sich für viele Menschen als wirksam erwiesen, aber vielen, die in den Zwölf-Schritte-Programmen waren, wurde nicht geholfen. Viele hatten Schwierigkeiten mit dem Konzept der „Höheren Macht“, andere mit Abhängigkeitsaspekten und lebenslanger Genesung. RR bietet diesen Menschen eine Alternative, die nicht auf spiritueller Grundlage fußt, sondern auf rationaler Selbstbefähigung basiert.

Weiter heißt es, „es gibt keinen Grund, warum die rational-emotive Verhaltenstherapie nicht äußerst effektiv bei Menschen genutzt werden sollte, für welche die Spiritualität den zentralen Aspekt in ihrem Leben darstellt“ (Ellis, A., Mclnemey, J.F:, et al. RationalEmotive Therapy with Alcoholics and Substance Abusers. New York: Pergamon Press, 1988).

Frage Ich las einen Artikel in der New York Times (vom 27 Mai 1995) über Moderation Management. Was denken Sie darüber?

Antwort Da leuchten sämtliche Warnsignale auf! Für einen abstinenten Alkoholiker, der unbedingt versuchen will, ob er sein Trinken nicht vielleicht doch kontrollieren kann, scheint das Moderation Management ein Freibrief zu sein. Wenn er ein Alkoholiker ist, der - bevor er durch die AA oder auf eine andere Art trocken wurde - sehr anfällig für Alkohol war, die Kontrolle über sein Trinken verlor, ungeachtet der nachteiligen Folgen weiterhin trank, schwere Entzugssymptome erfuhr und mehrere Male erfolglos aufzuhören versucht hat, so ist das Programm überhaupt nichts für ihn.
Befürworter des Moderation Management glauben, daß viele Menschen mit dem Etikett „Alkoholiker" ein viel geringeres Trinkproblem haben als angenommen und sich selbst in einem Abstinenzprogramm wie den AA auf Gerichtsanordnung, wegen Trunkenheit am Steuer, fahrlässigen Vollrausches oder sonstiger Vorfälle, wiederfinden. Es gibt zwei Universitäten (Rutgers und Michigan), an denen Untersuchungen über das kontrollierte Trinken laufen. Mögliche Kandidaten für solche Programme werden umfassend untersucht und bewertet in dem Bemühen, die wirklichen Alkoholiker herauszufinden und herauszunehmen.
Die Unterscheidungsdiagnose zwischen dem Alkoholiker und demNichtalkoholiker mit einem Trinkproblem wird durch die Betrachtung festgelegt, ob einer gelegentlich Alkohol mißbraucht, mit gelegentlichem Ärger zu Hause, bei der Arbeit oder mit der Polizei, oder ob einer
alkoholabhängig ist, d.h. mit einer hohen Alkoholtoleranz, schweren Entzugserscheinungen und Kontrollverlust über den Alkohol. Es ist offensichtlich, daß der Unterscheidungsprozeß wegen der sich überlappenden Symptome der beiden Trinkertypen schwierig sein muß. Für diejenigen, welche sich ent-

scheiden, das Moderation Management zu praktizieren, sind hier die Rahmenbedingungen: totale Abstinenz für die ersten 30 Tage; dann (das gilt für Männer) nicht mehr als vier Gläser an einem einzigen Tag und nicht mehr als 14 Gläser pro Woche. Es gibt bereits Selbsthilfegruppen in einigen Städten. Sie haben mich gefragt, was ich davon halte und ich habe viel darüber nachgedacht. Es ist meine Überzeugung, daß jeder mit einem echten Trinkproblem, egal wie harmlos, welcher nun abstinent und zufrieden lebt, all diese Vorzüge, die mit der Aufrechterhaltung der Nüchternheit einhergehen, für eine geringe Belohnung aufs Spiel setzt. Darüber hinaus ist die Wahrscheinlichkeit eines Rückfalls enorm hoch. Dr. Vaillant, Professor an der Harvard Medical School und eine führende Autorität in Sachen Alkoholismus, sagt: „ Niemand, der an der Front arbeitet, ist von der Idee des kontrollierten Trinkens beeindruckt. Jedesmal, wenn jemand dabei eine gute Figur macht, sollte man nach 10 Jahren noch mal hinschauen."

Frage Gibt es unterschiedliche Behandlungsprogramme der stoffgebundenen Abhängigkeiten für verschiedene Berufe?

Antwort Ja, es gibt sie. Die erste Bewegung, besondere Berufsgruppen zu behandeln, gab es in den 50er Jahren, als ein Zentrum zur Behandlung vom Alkoholismus für Geistliche errichtet wurde. Und heutzutage gibt es eine Anzahl von Einrichtungen, die sich mit den für Priester eigenen Problemen beschäftigen. Außerdem haben vor etwa 20 Jahren die Amerikanische Medizinische Gesellschaft (AMA) und die staatlichen medizinischen Vereinigungen Programme speziell für Alkohol- und Drogenabhängigkeit unter den Ärzten ins Leben gerufen. Schnell folgten spezielle Angebote, um den Bedürfnissen von Anwälten und Richtern gerecht zu werden. Es gibt nun Programme für Krankenschwestern, Nonnen, Flugpersonal und Vollzugspersonal. Allen ist das Ziel totaler

Abstinenz gemeinsam. Ein wesentlicher Vorteil dieser Programme ist, daß Interventionen durch Menschen ein und derselben Profession wirksamer sind, und die Nachsorge sehr hilfreich ist. Die grundlegende Behandlung der Abhängigkeitserkrankung ist die gleiche für alle, jede Gruppe hat aber einzigartige Unterschiede im Berufsleben, die angesprochen werden.

Frage Es scheint, daß Sie Ihre hilfsbedürftigen Leser mit Alkoholproblem immer an die AA verweisen. Warum nennen Sie niemals andere Selbsthilfegruppen, die eine sehr hohe Erfolgsrate haben, wie die Rationale Genesung und S.O.S., die als Teil ihrer Therapie nicht ein Vertrauen auf eine „höhere Macht" betonen, die für viele rationale und aufgeklärte Menschen unannehmbar ist?

Antwort Zuerst lassen Sie mich sagen, daß die AA seit mehr als 50 Jahren eine Reihe von Erfolgen haben. Für diejenigen, die nach Genesung streben und die aufgrund des Konzepts der „höheren Macht" am AA Programm nicht teilnehmen wollen, gibt es Alternativen, wie Rational Recovery (RR), ein Programm, das auf den psychologischen Prinzipien rational-emotiver Therapie (von Dr. Albert Ellis entwickelt) basiert, Frauen für Nüchternheit und die Säkuläre Organisation für Nüchternheit (S.O.S.). Al Wright, Direktor der Kommunalverwaltung für Antialkohol-Programme bemerkt, daß „es keine besondere Methode gibt, die für jedermann funktioniert - und es gibt fast gar keine Methode, die nicht für irgend jemanden funktioniert."

Frage Ich spritze mir schon seit langer Zeit Heroin. Ich habe meinen Beruf nie vernachlässigt, und die meisten Leute wissen nichts davon, sonst würde ich meine Arbeit verlieren.

Ich bin in der Lage, das Heroin für ein paar Monate zu lassen, aber ich fange immer wieder damit an. Gibt es einen Ort, wo ich mich nicht zu teuer behandeln lassen kann und gleichzeitig weiter arbeiten? Ich möchte nicht Methadon einnehmen.

Antwort Nehmen Sie gleich jetzt das Telefon und wiederholen Sie die Frage, die Sie mir stellen. Die Nummer ist 0241-537415. Die Behandlung durch die Narcotics Anonymous (NA) ist vertraulich, anonym, kostenlos, wirksam und jederzeit verfügbar.

Frage Ich gehe seit rund zwei Jahren zu den AA-Treffen und habe jetzt alles gehört. Ich ziehe in eine neue Stadt und ich bin geneigt, mit den Meetings gar nicht erst anzufangen, wenn ich umgezogen bin. Was ist Ihre Erfahrung mit Leuten, die solch einen Plan verfolgen?

Antwort Ich habe einige von ihnen entgiftet, ohne zu wissen, daß ein Plan hinter dem Rückfall steckte. Denken Sie daran, daß es in der Natur der Krankheit liegt, daß jemand in Zeiten der Veränderung verletzlicher ist. Deshalb rate ich Ihnen eindringlich, gleich nach Ihrer Ankunft in Ihrem neuen Ort zu den Meetings zu gehen. Ihr Plan mag ein unerkannter Notfall von Verleugnung sein. Ich vermute, daß es Dinge gibt, die Sie noch nicht gehört haben:
„Nur Du allein schaffst es, aber Du schaffst es nicht allein."

Frage Können Sie mir ein paar Zahlen über die Rückfallquoten derjenigen sagen, welche ein Behandlungsprogramm durchlaufen haben?

Antwort CATOR, eine Abteilung des New Standard wertet die Therapieergebnisse aus und hat eine Datei, die 65.000

Patienten aus Programmen in 35 US-Bundesstaaten umfaßt. Insgesamt werden von denen, die ein medizinisch überwachtes, intensives, stationäres Behandlungsprogramm beenden, 60 Prozent am Ende eines Jahres eine Abstinenz beibehalten, während 40 Prozent einen Rückfall haben. Diejenigen mit einem klinisch geringeren Schweregrad der Erkrankung, welche ein intensives, ambulantes Therapieprogramm beginnen, werden zu 65 Prozent im ersten Jahr die Abstinenz beibehalten, wohingegen 35 Prozent während dieses ersten Jahres nach der Behandlung rückfällig werden.

Frage Erholen sich Alkoholiker, ohne daß sie zu den AA gehen müssen?

Antwort Menschen mit Alkoholproblemen (Alkoholabhängigkeit oder Alkoholmißbrauch) haben seit jeher ohne das AA-Programm zu trinken aufgehört. Spezialisten und andere, die die Krankheit kennen, betrachten das einfache Nicht-Trinken und die Genesung vom Alkoholismus als zwei unterschiedliche Dinge. Da gibt es solche Personen, derer Trinkproblem damit endet, daß sie dem Alkohol abgeschworen haben.
Diese Menschen sind trocken, aber im allgemeinen unver ändert in ihrem Denken und ihrer Einstellung. Die Abwesenheit von Verändenmg unterscheidet sie von jenen, die trocken sind und auch genesen.
Da das Trinken nur ein Symptom des Alkoholismus ist, bedeutet Genesung die Auseinandersetzung mit tieferen und hartnäckigeren Symptomen der Krankheit. Diese sind die Wurzeln der Erkrankung und ihr kontinuierliches Vorhandensein bildet den Boden für den Rückfall. Das gestörte Denken äußert sich meistens als Verleugnung, Zwang, Unehrlichkeit, Angst, Beleidigtsein und Selbstbezogenheit. Es ist gepaart mit dem Gefühl des niedrigen Selbstwerts, der Isolierung, der niedrigen Frustrationstoleranz und der Überempfindlichkeit.

Die Symptome der ganzen Litanei müssen vermindert oder beseitigt werden, damit man vor Rückfällen sicher und geschützt ist. Es gibt Menschen, die ihre Genesung in einer Art seltener, plötzlicher Umkehrerfahrung gefunden haben (Wiliam James: The Varieties of Religious Experience) und andere, die ihre Genesung in vielen verschiedenen Arten von Psychotherapie erfahren. Alle teilen die gemeinsame Erfahrung einer tiefen Veränderung im Denken und in der Einstellung zu sich selbst und dem Leben im allgemeinen.
Das Programm der Anonymen Alkoholiker vereint alle Elemente einer wirksamen Therapie. Man geht zusammen mit den anderen genesenden Alkoholikern durch die AA. Wie jede Genesung von emotionaler und geistiger Erkrankung, basieren die AA ebenfalls auf angewandter Spiritualität. Die AA sind in jeder Stadt und in jedem Dorf der USA oder Deutschland erreichbar und auch in jedem anderen Land der Welt; es ist kostenlos, es ist das Beste und es funktioniert.

Frage Ich bin eine 51jährige Frau, die niemals Sport betrieben hat. Ich gehe nun seit viereinhalb Monaten regelmäßig zu den AA und habe seitdem kein Glas getrunken. Ich würde jetzt gerne ein Trainingsprogramm beginnen, um besser in Form zu kommen, allerdings möchte ich in kein Fitneßcenter gehen. Können Sie mir sagen, wie ich mich da richtig verhalten soll?

Antwort Ein regelmäßiges körperliches Training kann eines der wertvollsten Mittel sein, um Ihre Genesungsprogramm zu ergänzen. Aber ich würde vorschlagen, daß Sie zuerst das Placet von Ihrem Arzt einholen. Regelmäßige Übungen sind ein vorzüglicher Weg, um mit Streß und Angst umzugehen, außerdem heben sie das Wohlbefinden. Es ist wichtig ein Programm zu entwickeln, das zufriedenstellend ist. Wenn es keinen Spaß macht, werden Sie es nicht tun. Laufen ist ein guter

Anfang; beginnen Sie auf einer angemessenen Stufe und nehmen Sie sich Zeit. Führen Sie Buch über Ihren Fortschritt. Wärmen Sie sich auf und kühlen Sie sich ab. Langsame leichte Dehnungen mit dem Augenmerk auf Atmung und Muskelentspannung sind eine gute Methode, um den Körper nach den Übungen abzukühlen. Wenn Sie ein persönliches Fitnessprogramm entwickeln, ist die Einbeziehung in einer Gruppe vorteilhaft. Es gibt drei grundlegende Arten von Übungen, die entwickelt wurden, um entweder Elastizität, Stärke oder Ausdauer zu erhöhen. Ein wohl abgerundetes Programm würde all diese Merkmale beinhalten; es würde die Ausdauer betonen, die gut für den Streßabbau ist, es würde aber auch die Stärke und den Muskeltonus steigern. Setzen Sie sich realistische Übungsziele. Setzen Sie sich selbst Grenzen. Da körperliche Übungen ein lebenslanges Unterfangen sind, brauchen Sie festgelegte Ziele, die Sie vor Verletzungen schützen würden. Denken Sie daran, daß die stufenweise Verbesserung Ihrer Kondition Ihre Vitalität erhöhen und Ihren Stresspegel vermindern sowie ein wunderbares Werkzeug für Ihre Genesung sein wird.

Vorbeugung

Man sagt, daß die beste Vorbeugung die frühe Intervention ist. Wenn das Fortschreiten des Alkoholismus früh aufgehalten werden kann, dann können größere persönliche Leiden und Familienzerrüttung verhindert werden. Die nationalen Bemühungen zur Vorbeugung von Alkoholismus schließen die erzieherische Aufklärung auf allen Stufen, Aufmerksamkeit der Öffentlichkeit und die kreative Nutzung von Medien ein. Solche Bemühungen haben bereits die Nikotinabhänigigkeit von älteren Rauchern beeinflußt, zumal die Botschaft der schädlichen Wirkungen von Nikotin auch die jugendlichen Raucher zu beeindrucken beginnt. Die Alkohol- und Medikamenten/Drogenmißbrauchsvorbeugungsprogramme haben klare, positive Wirkungen und diese vorbeugenden Maßnahmen werden weiterhin auf lokaler und nationaler Ebene mit unterschiedlichen Strategien für verschiedene Zielgruppen angewandt. Doch die Vorbeugung beginnt - wie in den meisten Belangen - bei einem selbst.

Frage Ich hörte, daß der regelmäßige Alkoholgenuß bei jemandem, der sich ausgewogen ernährt, wenig oder gar keinen Schaden anrichtet. Richtig?

Antwort Stimmt nicht. Setzt man einen regelmäßigen Alkoholkonsum voraus, bedeutet dies eine tägliche Einnahme von 140-280 Gramm, abhängig von dem Gewicht der Person; Alkohol hemmt die Spaltung und Aufnahme von Nährstoffen, indem er die Schleimhaut von Magen und Darm schädigt und den Transport von Nährstoffen ins Blut vermindert. Eine Form der Blutarmut wird direkt von einem durch Alkohol hervorgerufenen Mangel an Folsäure verursacht. Ebenso hat ein Ernährungsmangel (besonders die des Vitamin BI) schwere und dauerhafte Auswirkungen auf die Gehirnfunktion. Somit ist es definitiv nicht richtig, daß Sie die alkoholbedingten Mangelerscheinungen durch Essen ausgleichen können.

Frage Was ist Vorbeugung von Alkoholismus? Funktioniert das? Ich sehe nicht, daß die Vorbeugung wirkungsvoll wäre.

Antwort Vorbeugung ist die Summe aller unserer Bemühungen, die vielen Probleme, die mit dem Gebrauch und Mißbrauch von Alkohol verbunden sind, abzuwenden. Diese Bemühungen werden immer effektiver und ausgedehnter, und so funktioniert es:
Informationsverbreitung sorgt für das Bewußtsein und das

Wissen über die Natur und das Ausmaß von Alkoholgebrauch und -mißbrauch;
Vorbeugende Erziehung zielt darauf ab, das soziale Geschick bei Entscheidungen, die Fähigkeit zum Nein-Sagen und das Urteilsvermögen positiv zu beeinflussen;
Alternativen sorgen für die Teilnahme von betroffenen Bevölkerungsgruppen an Aktivitäten, die Alkohol- und Drogengebrauch bei Jugendlichen ausschließen;
Problem-Erkennung und -Lösung erfordert die Findung und Beratung derjenigen Jugendlichen, die sich dem nicht ihrem Alter entsprechenden Gebrauch von Alkohol hingegeben oder die sich ihren ersten Gebrauch von illegalen Drogen „gegönnt" haben;
Auf der Gemeinschaft basierende Vorgehensweisen erhöhen die Fähigkeit der Gemeinschaft Vorbeugung und Behandlungsleistungen zu erbringen;
Einflußnahme auf die Umgebung errichtet oder ändert festgelegte Gesellschaftsstandards, Codes und Verhaltensweisen bezüglich Alkohol und Drogen, einschließlich der Gesetze, um die Verfügbarkeit und den Zugang zu Alkohol zu beschränken.

Diese lange Antwort auf Ihre Frage ist meine Reaktion auf Ihren Kommentar, daß Sie keinen Beweis für die Wirksamkeit der Alkoholmißbrauchsvorbeugung sehen. Im Jahr 1979 tranken fast 20 Prozent aller Jugendlichen zwischen 12 und 17 Jahren regelmäßig Alkohol, 1991 sank diese Zahl auf 10 Prozent. Die Häufigkeit von Leberzirrhose fiel ebenfalls deutlich ab und die alkoholbedingten Todesfälle fielen um 10 Prozent, was für die Rettung von vielen jungen Menschenleben spricht.

Frage Was wird getan, um dem Alkoholismus vorzubeugen?

Antwort Es wird viel Forschung bezüglich dieser sehr komplizierten Erkrankung betrieben. Auf dem Gebiet der Vorbeugung betrachten Wissenschaftler vom Nationalen Institut gegen

Drogenmißbrauch (National Institute of Drug Abuse) sowohl die Widerstandskraft des Kindes gegenüber Alkohol- und Drogenmißbrauch, als auch das dem Kind anhaftende Risiko von Drogenmißbrauch. Drei Bereiche sind das Ziel der Forschung: Zusammenleben der Familie und elterliche Erziehung, frühe problembringende Merkmale in der Kindheit und die Steigerung der psychischen Entwicklung. Familien, die nicht funktionieren und instabil sind, setzen das Kind nicht nur dem Risiko eines Drogenmißbrauchs aus, sondern es fehlen die positiven Kennzeichen und Einflüsse, die die Widerstandskraft dem Drogenmißbrauch gegenüber steigern würden. Wirkungsvolle Vorbeugung kann Probleme in der Familie mindern und den Zusammenhalt stärken. Ein Risikofaktor für das Kind liegt in den frühen Verhaltensstörungen und bei einigen Kindern im Auftreten von Depression. Die Vorbeugung vor Drogen- und Alkoholmißbrauch muß diesen Kindern bei der Suche nach Zielen, Problembewältigung und Umgang mit negativen Gefühlen helfen damit sie die Suchtimpulse erkennen und beherrschen lernen. Das Kind sollte letztlich und idealerweise in ein Umfeld eingebunden werden, wo es soziale Fertigkeiten unter Gleichen in einer Atmosphäre erlernt, die positive Eigenschaften fördert. Die Forschung hat gezeigt, daß der Mangel dieser Fertigkeiten nicht die unmittelbare Ursache der Abhängigkeit sein muß, daß aber ohne die Fähigkeiten die Entwicklung der Drogen- und Alkoholabhängigkeit bei genetisch Veranlagten fast unausweichlich ist.

Frage Gibt es ein Medikament, das Kokain daran hindern kann, euphorische Zustände hervorzurufen, wie z.B. Naltrexone, das den Effekt von Heroin blockiert?

Antwort Forscher kommen gerade solch einem Medikament immer näher. Es wurde herausgefunden, daß der wichtigste Rezeptor im Gehirn, der mit Kokaingebrauch zu tun hat, der

Dopamin-Rezeptor 2 ist. Um ein Medikament zum wirkungsvoll hemmenden Mittel zu machen, ist es notwendig eine Substanz zu finden, die eine größere Bindungsfähigkeit an diesen Rezeptor hat als Dopamin 51 . Der D2-Rezeptor für Dopamin befindet sich an der Basis des Gehirns auf der äußeren Oberfläche einer Struktur, die Nucleus accumbens genannt wird, von der das meiste Dopamin dann gebildet wird, wenn Kokain eingenommen wird. Dopamin wird auch Belohnungs- oder Freuden-Neurotransmitter genannt und dessen Effekte nach der Bindung an den D2-Rezeptor sind das extreme Rauscherlebnis und die extrem frohe Lebendigkeit, die der Kokainkonsument durchlebt. Dieser Prozeß würde keine Heilung der Kokainabhängigkeit bringen, sondern würde dessen Gebrauch ineffektiv gestalten und somit als abschreckendes Mittel wirken, während die tieferen Fragen der Abhängigkeit in einem Behandlungsprogramm angesprochen werden müssen.

Frage Gibt es irgendeinen Beweis dafür, daß ein Vorbeugungsprogramm irgendeinen Effekt auf die Drogeneinnahme bei Kindern hat? Es scheint, daß immer vorausgesetzt wird, daß junge Leute irgendeine Droge nehmen.

Antwort Es gibt viele Kinder, die keine Drogen (einschließlich Alkohol) konsumieren - und sie stellen wahrscheinlich die Mehrheit dar. Aber weil eine so bemerkenswerte Minderheit von jungen Menschen Drogen nimmt, oder sie zumindest probiert (Drogen und/oder Alkohol), ist die Idee der Vorbeugung eine wichtige.Im Jahre 1992 wurde nach dem Zufälligkeitsprinzip eine Langzeitstudie zur Vorbeugung von Drogenmißbrauch an einer weißen Bevölkerungsschicht der Mittelklasse von einerGruppe am Institut für Präventive Forschung der Medizinischen Fakultät der Cornell Universität (Institute for Prevention Research, Comell University Medical College) durchgeführt (Botvin,G.J., Botvin, E:M: School-Based and Community-Based Prevention Approaches, in Lominson, J.H., Ruiz, P., Millman, R.B., eds. Substance Abuse.- A Comprehensive Textbook. Baltimore:Williams & Wilkins, 1992, pp.910-927).

Die Ergebnisse der Studie zeigten deutliche Abnahmen bei Einnahme von sowohl einer als auch mehrerer Drogen bei den 7.-, 8.- und 9.-Klässlem, die an der Studie teilnahmen, verglichen mit den Schülern, die nicht in dem Vorbeugungsprogramm waren. Insbesondere gab es 44 Prozent weniger Drogenkonsumenten und 66 Prozent weniger Konsumenten mehrerer Suchtstoffe (Tabak, Alkohol und Marihuana). Ein Bericht über die Studie im Journal of the American Medical Association (JAMA 273 [14], 1106, 1995) kommt zum Schluß: „Programme zur Vorbeugung von Drogenmißbrauch, die während der Mittelstufe durchgeführt werden, bewirken eine bedeutungsvolle und andauernde Verminderung des Konsums von Tabak, Alkohol und Marihuana, wenn sie (1) eine Kombination von sozialem Widerstand und allgemeinen Lebensfähigkeiten lehren; (2) angemessen angewandt werden; und (3) eine mindestens zwei Jahre dauernde Nachbetreuung einschließen.

Frage Eine Person zu zwingen, sich in Behandlung zu begeben, ist die schlimmste Sache, die jemand, der zu helfen versucht, tun kann. Ich habe meine Schwägerin gedrängt, meinen Bruder hinsichtlich des Trinkens in Ruhe zu lassen. Er hatte einen schlimmen Autounfall und ich denke, das wird ihm eine Lehre sein. Sie heult immer noch herum und hofft, daß er um ihrer und der Kinder willen irgendwohin gehen wird, um sich behandeln zu lassen. Ich habe jedenfalls gehört, daß Menschen, die zur Behandlung gezwungen werden, nichts davon haben.

Antwort Falsch! Und Sie sollten sich aus allem heraushalten, wenn Sie Ihre Schwägerin nicht wirklich darin unterstützen wollen, Ihren Bruder zu einer Behandlung zu bewegen, bevor er jemanden mit dem Auto tötet oder seine Frau oder Kinder mißhandelt. Menschen, die nicht willens oder bereit sind, sich einer Behandlung zu unterziehen, haben mindestens die gleiche Chancen der Genesung wie solche, die freiwillig zur Behandlung kommen. In den vergangenen zwei Jahrzehnten ist die Intervention sehr effektiv, ob nun dadurch, daß jemand von anderen motiviert wird, die Behandlung aufzunehmen, oder durch emotionale Faktoren: Angst vor Verlust des Arbeitsplatzes, per Gerichtsbeschluß oder infolge zahlloser anderer Drohungen.
Diese Menschen, einmal in Behandlung, ändern ihr Verhalten und sie werden oft aktive Teilnehmer an ihrer eigenen Behandlung, wenn sich die tiefe Einsicht entwickelt, daß Alkohol der Grund für alle Schwierigkeiten ist und war. Wenn es mitbetroffenen Personen einmal klar wird, daß ein Familienmitglied, Angestellter oder Freund an Alkoholismus leidet, sollten gewisse Strategien entwickelt werden, die mit der Beeinflussung des Alkoholikers beginnen und bis zu einer formalen Intervention gehen können. Diese Art des Eingreifens wird mit Unterstützung eines professionell dafür ausgebildeten Spezialisten durchgeführt. Solch eine Person kann über den FABA e.V. gefunden werden.

Rückfall

Frage Mein Mann ist bei den AA und seit sechseinhalb Jahren trocken. Vor kurzem fing er an, zum Abendessen und zu anderen Anlässen alkoholfreies Bier zu trinken. Ich habe ihm gesagt, daß ich darüber besorgt bin, er meint aber nur, daß Bier enthalte so wenig Alkohol, daß es für ihn unbedenklich sei. Was ist Ihre Meinung?

Antwort Es ist eine der häufigsten Fragen, die mir gestellt werden, und meine Meinung dazu ist immer dieselbe: Ein Alkoholiker trinkt alkoholische Getränke wegen der Wirkung. Wenngleich einige Alkoholiker den Geschmack solcher Getränke genießen, ist nicht der Geschmack dafür entscheidend, weshalb ein Alkoholiker in einem Ausmaß trinkt, das sein Leben gefährdet. Alkoholfreie Getränke haben tatsächlich den Geschmack, ohne ausreichend Alkohol zu enthalten, um die Stimmung zu verändern. Dennoch ist 0,5 Volumenprozent Alkohol oder etwas weniger in Bier und Wein vorhanden. Ich habe mit vielen genesenden Alkoholikern über ihre Einstellung solchen Getränken gegenüber gesprochen. Und bis auf wenige Ausnahmen sagten alle, der Genuß solcher alkoholfreier Getränke sei für sie eine deutliche Abkehr von der Verpflichtung zur Nüchternheit. Andere sagen, dies würde bedeuten, daß „mein Kopf immer noch besoffen ist“. Noch andere behaupten, sie würden sich „schuldig und unwohl fühlen, weil der spezifische Geschmack von Bier oder Wein Vergangenheit in Erinnerung ruft, welche mit Gewissensbissen und Schmerzen behaftet ist“. Einige haben mir gesagt, als sie alkoholfreien Wein serviert bekamen, sei ein Verlangen nach dem „echten Stoff' wach geworden, was sie beängstigte. Einer sagte, er „fühlt sich wie auf der Rutschbahn in Richtung Rückfall“, so daß er das Experimentieren mit diesen alkoholfreien Getränken ein Ende setzte. Ein paar genesende Alkoholiker erzählten über das Trinken von alkoholfreiem Wein gelegentlich zum Abendessen ohne Schuld oder negative Folgen. Einige andere trinken ein alkoholfreies Bier hin und wieder und genießen es, ohne daß ihre Abstinenz Schaden nehmen würde. Wie bereits erwähnt, enthalten alkoholfreie Biere oder Weine 0,5 Volumenprozent Alkohol oder etwas weniger, und wenn fünf oder sechs Flaschen Bier oder Gläser Wein innerhalb einer Stunde konsumiert würden, käme ein Blutalkoholspiegel von 0,09 Promille heraus - nicht hoch genug, um eine Stimmungsänderung herbeizuführen, möglicherweise jedoch hoch genug, um ein „Craving“ auszulösen. Es gibt keine veröffentlichten Daten über den Zusammenhang zwischen dem Konsum solcher Getränke und Rückfall. Ich stimme mit den meisten genesenden Alkoholikern überein, daß solche Getränke einen Kompromiß darstellen, der die Nüchternheit gefährdet.

Frage Mein Leben hat sich, seitdem ich trocken wurde, verändert und ich fühle mich, als ob ich gerade mit einem neuen Leben anfange. Ich interessiere mich nun für einen Mann, der - ich bin mir sicher - ähnlich für mich empfindet. Meine Sponsorin sagt, dies könnte meine kurze Trockenheit (sieben Wochen) gefährden. Sie sagt, Beziehungen wie diese sollten aufgeschoben werden - bis sich eine emotionale Reife auf dem Boden der längeren und sichereren Nüchternheit im Programm eingestellt hat. Sie spricht darüber, daß ich mich selbst kennenlernen und mir Grenzen setzen sollte, ehe ich mich in einer „romantischen Psychose“ verliere. Hat meine Sponsorin recht?

Antwort Sie hat recht. Die Untersuchung solcher Verhältnisse war Gegenstand einer Habilitationsschrift („ThePrince Charming Syndrome“, Judith A. West, PhD., 1983). In dieser Originalarbeit wurde eine große Anzahl Frauen von Anbeginn ihrer Trockenheit begleitet. Diejenigen, welche sich bei einem Mann während der ersten drei Monate der Trockenheit emotional engagierten, wurden mit Alkohol oder Drogen fünfmal häufiger rückfällig, als jene, die sich nicht auf eine der artige Beziehung einließen. Betreten Sie dieses Feld nur ganz langsam und halten Sie sich an die AA-Gruppe sowie den weisen Rat Ihrer Sponsorin.

Frage Seit zwei Monaten befinde ich mich im Genesungsprozeß und ich fühle mich großartig. Obwohl ich kein Verlangen nach Hochprozentigem habe, gehe ich nach wie vor zu den Meetings. Worauf sollte ich denn achten, was mich wieder an die Flasche brächte? (Das wird nie wieder passieren.)

Antwort Ich höre zwei Dinge in Ihrem Brief. Das eine ist, daß alles bestens läuft und Sie das Gefühl haben, das Trinkproblem sei „gerade verschwunden". Das andere ist ein Hauch von Ängstlichkeit, daß es zu gut ist, um auf Dauer wachsam zu bleiben. Ihre Aussage in den Klammern „ das wird nie wieder passieren" hört sich eher als Wunsch denn Voraussage an.
Die beste Medizin ist, daß sie alles auf sich nehmen, um dauerhaft nüchtern zu bleiben. Es ist klar, daß Sie eine gründliche und furchtlose moralische Inventur Ihres Selbst gemacht und vermutlich eine oder mehrere der vier Charaktererkmalausstattungen eines Alkoholikers gefunden haben: Groll, Angst, Selbstbezogenheit und Unehrlichkeit. Weil diese nicht innerhalb von einem oder zwei Monaten beseitigt werden können, gibt es wahrscheinlich diesbezüglich noch einiges zu tun.
Ihr Craving nach Alkohol ist aufgehoben und Sie fühlen sich großartig. Deshalb ist es jetzt an der Zeit sich zu erinnern, daß der Alkohol „verschlagen, trügerisch und mächtig" ist. Eines der ersten Dinge, auf welche ich als Warnsignal acht geben würde, ist ein Gefühl von Selbstzufriedenheit zusammen mit dem Gedanken, „all diese Meetings sind ja gar nicht notwendig, zumal ich nun kein Verlangen nach einem Drink habe" . (Erkennen Sie die Verschlagenheit des Alkohols?) Andere Dinge, auf die ich achten würde, sind beginnende Kompromisse an die Wahrheit (weniger als rigorose Ehrlichkeit); das Wiederaufflackem der Verleugnung („das war alles nicht so schlimm"); die Neigung zur Isolation (Meiden der AA-Leute); das Hegen von Kritik, Gereiztheit und Groll; und schließlich das Bezweifeln, ob Sie die AA überhaupt brauchen. Die

meisten Menschen in der Genesung haben eine Periode freudiger Flitterwochen, die einige Monate, manchmal länger, andauert. Während dieser Zeit hoffen sie, daß sie ihr Leben voll in das Zwölf-Schritte-AA-Programm einbringen können. Einige Personen kommen in dieser Periode irrtümlich zu dem Schluß, „die ganze Chose ist viel leichter, als ich dachte, und Trockenbleiben passiert automatisch.“ Das ist nicht der Fall, denn die Genesung will ständig gepflegt werden. Es ist eine ernsthafte Aufgabe, sollte aber keine Selbstkasteiung sein. Tiefe Freude und viel Glückseligkeit, durch dünn und dick (oft ist es halt viel dünn), sind immer die Ergebnisse der Arbeit in den (nicht leichten) Zwölf Schritten zur Nüchternheit.

Frage Man sagt, wenn jemand nach einigen Jahren der Nüchternheit wieder zu trinken anfängt, sei das, als ob derjenige nie trocken gewesen wäre. Manche behaupten sogar, es sei schlimmer, als wenn jemand immer - ohne Abstinenzphase - getrunken hätte. Ich habe das nicht vor, aber ein paar Freunde aus meiner AA-Gruppe sagen das. Stimmt das so?

Antwort Durch Ihre Freunde spricht die tiefe Weisheit der AA. Über die Jahre und mit tausend und abertausend Männern und Frauen in der Genesung, hat man beobachtet, daß die körperlichen und psychischen Folgen eines Rückfalls nach Jahren der Abstinenz viel schwerer denn je sind. Es gibt keine völlig schlüssige biologische Erklärung dafür, der mögliche Grund könnte aber im Gehirn liegen. Das Gehirn kann während des früheren exzessiven Trinkens geschädigt worden sein; es ist nun älter und hat seine Alkoholtoleranz verloren. Jene feine Verbindungsbahnen, verantwortlich für das Gedächtnis und Denken, scheinen auf die toxischen Effekte des Alkohols empfindlicher zu reagieren. Eine Tatsache steht allerdings außer jeden Zweifels, daß chronischer Alkoholkonsum das Altern beschleunigt.

Frage Eines Abends war ich auf einem Empfang, an dem ein flambiertes Dessert gereicht wurde. Ich genese vom Alkoholismus, und obwohl man sagt, daß durch das Verbrennen kein Alkohol mehr übrig bleibt, vermute ich, daß es riskant wäre, so etwas zu essen. Habe ich recht?

Antwort Ja, Sie haben recht und Sie haben ohnehin nicht viel verpaßt. Irgendeine Speise wie diese braucht zur Zubereitung Alkohol, meistens Weinbrand, um den Geschmack abzurunden und das Feuer anzuzünden. Nachdem die Flammen ausgegangen sind, bleibt ziemlich sicher kein Alkohol mehr, sondern gewöhnlich nur noch das Aroma vom Weinbrand, übrig.

Frage Seit mehreren Jahren gehe ich jetzt zu den AA, habe einen Sponsor und werde trotzdem alle paar Monate rückfällig. Vor drei Jahren war ich ein Jahr lang am Stück trocken und fühlte mich sehr gut. Werde ich derjenige sein, von dem die Leute sagen: „Er schaffte es nie"?

Antwort Das wäre schade, wenn es wahr wäre. Nur Mut - viele andere sind durch die gleiche Geschichte voller Rückfälle gegangen und haben es geschafft. Ich schlage vor, daß Sie den Anfang des 5. Kapitels des Blauen Buches der AA lesen. Es beginnt folgendermaßen: „Selten haben wir jemand gesehen, der gescheitert ist, obwohl er unseren Weg gewissenhaft gegangen ist." Die Betonung des ganzen Kapitels liegt auf der rigorosen Ehrlichkeit.
Wenn Sie mit Mut und Ehrlichkeit und absolut vorbehaltlos die Schritte tun und jene Dinge aus Ihrem Leben entfernen, welche mit dem Leben in den Schritten unvereinbar sind, werden Sie trocken bleiben.
Denken Sie auch daran:
„Nur Du alleine schaffst es, aber Du schaffst es nicht allein!"

Weisheit der Genesung

Es scheint, daß die Krankheit Alkoholismus sowohl die hoch begabten als auch uns, einfachere, menschliche Wesen befällt. Nobelpreisträger, große Schriftsteller, kreative Künstler, brillante Erfolgsmenschen und außerordentlich Intellektuelle sind unter allen, die an Alkoholismus leiden.
Abraham Lincoln sagte einmal, daß Alkoholismus scheinbar denjenigen zuteil wird, „deren Köpfe und Herzen im Vergleich mit allen anderen immer besser abschneiden“.

Aus der Trauer, Isolation und Verzweiflung steigen viele durch die Genesung auf Höhen empor, die sie sonst niemals erreicht hätten. Das Leben in der Genesung ist eine Mischung aus Dankbarkeit und Gelassenheit.
Menschen sprechen von einer wundererfüllten Aura, indem sie eine starke Befreiung vom derart unberechenbaren, von Zwang beherrschtem und tragisch selbstzerstörerischem Kranksein erleben. Das Leben in der Genesung bringt ebenfalls die liebenden und noch zaghaft hoffenden Nächsten in greifbare Nähe zurück. Es ist die Demut, die aus dem Bewußtsein des tiefen Abgrundes der Krankheit kommt. Es ist die tiefe Dankbarkeit gegenüber denen, die zu ihnen halten. Die Auseinandersetzung mit den unvermeidbaren und sogar tragischen Zeiten ist Bestandteil der Genesung.

Am Ende taucht die günstige und notwendige Haltung auf, eher Helfer als Opfer zu sein - in einer Gesellschaft, der man nun wahrhaftig als ein tüchtiges Mitglied zugehört. Genesung ist für alle unter der einfachen Bedingung erreichbar, daß er oder sie den aufrichtigen Wunsch hegt, mit dem Trinken oder Drogennehmen aufzuhören, daß der Betroffene offen für eine Handvoll von grundlegenden Prinzipien ist und dazu bereit, um der Genesung willen alles auf sich zu nehmen. Auf diesem Weg gibt es keine hoffnungslosen Fälle der Abhängigkeitskrankheit. Obwohl vieles über Therapien, basierend auf den eigenen inneren Ressourcen und Kräften, als ausreichend für die Genesung geschrieben worden ist, entdeckt die überwiegende Mehrheit derer, die eine Besserung erfahren, zusätzlich zu dem, was sie in sich selbst findet, eine Quelle der Kraft größer als sie selbst, welche die - erst vollkommene - geistige Genesung bewirkt. Diese andere, höhere Macht legt den Grundstein für die spirituelle Genesung und zeigt, daß die Prinzipien der Spiritualität und der psychischen Gesundheit dieselben sind.

Nützliche Adressen

Förderverein zur Aufklärung und Beratung von Alkoholkranken und Angehörigen/Mitbetroffenen (FABA e.V.)
Loisachufer 30, 82515 Wolfratshausen,
Tel.: 08171/28001, Fax: 08171 28002
email: FabaeV@aol.com, Internet: http://www.faba.de

Deutsche Hauptstelle gegen die Suchtgefahren e.V. (DHS)
Westring 2, 59065 Hamm, Tel.: 02381/9015-0

Anonyme Alkoholiker (AA)
Gemeinsames Dienstbüro, Postfach 460227,
80910 München, Tel.: 089/3164343

Selbsthilfegruppe für Angehörige von Alkoholikern (Al-Anon)
Zentrales Dienstbüro
Emilienstr. 4, 45128 Essen, Tel.: 0201/773007

Narcotics Anonymous (NA)
Regionales Service Komitee, Postfach 111010
64225 Darmstadt

Co-Dependents Anonymous
Krippfeldstraße 4, 82110 Germering, Tel.: 089-8418872

Wir empfehlen folgende Kliniken für eine Behandlung nach dem Entzug, da eine der Grundlagen des Behandlungskonzeptes das 12-Schritte-Programm der anonymen Selbsthilfegruppen ist:

Adula-Klinik
Dr. Reisach GmbH & Co.KG
In der Leite 6
87561 Oberstdorf
Tel: 08322-7090
Fax 08322-709403
www.adula-klinik.de

Hochgrat-Klinik
Wolfried Reisach GmbH
Wolfsried
88167 Stiefenhofen
Tel: 08386-2072
Fax 08386-4107
www.hochgrat-klinik.de

Abhängigkeit von

A